SUPERVISÃO DE PSICOTERAPIA

na abordagem humanista centrada na pessoa

Dados Internacionais de Catalogação na Publicação (CIP)
(Câmara Brasileira do Livro, SP, Brasil)

Buys, Rogério Christiano.
 Supervisão de psicoterapia na abordagem humanista centrada
na pessoa / Rogério Christiano Buys. – São Paulo : Summus, 1987.

 ISBN 978-85-323-0276-2

 Psicoterapia centrada na cliente 1. Título

87-0062   CDD-616.8914
                                                     NLM-WM 420

Índice para catálogo sistemático:
1. Psicoterapia centrada na pessoa   616.8914

www.summus.com.br

Compre em lugar de fotocopiar.
Cada real que você dá por um livro recompensa seus autores
e os convida a produzir mais sobre o tema;
incentiva seus editores a encomendar, traduzir e publicar
outras obras sobre o assunto;
e paga aos livreiros por estocar e levar até você livros
para a sua informação e o seu entretenimento.
Cada real que você dá pela fotocópia não autorizada de um livro
financia o crime
e ajuda a matar a produção intelectual de seu país.

Rogério Christiano Buys

SUPERVISÃO DE PSICOTERAPIA

na abordagem humanista
centrada na pessoa

summus
editorial

SUPERVISÃO DE PSICOTERAPIA
na abordagem humanista centrada na pessoa
Copyright © 1987 by Rogério Christiano Buys
Todos os direitos reservados por Summus Editorial

Capa: **Léa W. Storch**

2ª reimpressão, 2022

Summus Editorial
Departamento editorial
Rua Itapicuru, 613 – 7º andar
05006-000 – São Paulo – SP
Fone: (11) 3872-3322
http://www.summus.com.br
e-mail: summus@summus.com.br

Atendimento ao consumidor
Summus Editorial
Fone: (11) 3865-9890

Vendas por atacado
Fone: (11) 3873-8638
e-mail: vendas@summus.com.br

Impresso no Brasil

Agradeço a meus supervisandos o privilégio que me concederam de participar com eles deste momento de tanta significação pessoal e de tanto conteúdo humano como é o da supervisão de psicoterapia. Este trabalho é o que pude elaborar a partir de nossa relação. Gostaria que ele pudesse corresponder, ainda que minimamente, à importância da experiência que vivemos juntos.

Agradeço às integrantes do Centro de Psicologia da Pessoa:

> Magale Dorfman
>
> Márcia Tassinari
>
> Maria Alice Lustosa de Abreu e
>
> Teresa Cristina Othenio Carreteiro

nossa convivência estimulante e o apoio recebido porque a eles credito o melhor deste livro.

R. C. B.

ÍNDICE

Prefácio 9

Introdução 11

Capítulo I — Por que Supervisão? 15

Capítulo II — Técnica de Supervisão 21

Parte I — A Intervenção Didática — Teórica e Técnica, 24

Parte II — A Intervenção Experiencial, 31

Parte III — O Processo da Supervisão, 38

Parte IV — A Supervisão de Psicoterapia em Grupo, 46

Capítulo III — A Profundidade na Supervisão 55

Capítulo IV — Os Modelos Transitivo e Intransitivo de Supervisão de Psicoterapia 67

Capítulo V — A Supervisão das Crises da Relação Psicoterapêutica 75

Capítulo VI — A Supervisão de Psicoterapia de Grupo e de Grupo de Encontro 83

Capítulo VII — A Supervisão Coletiva 93

Capítulo VIII — Supervisão e Psicoterapia: Estilos e Conflito de Estilos 99

Conclusão 105

Bibliografia 107

Sobre o Autor 109

PREFÁCIO

Este livro é resultado de anos de experiência adquirida como supervisor de alunos do Curso de Formação de Psicólogos, estagiando em psicoterapia, como orientador de psicoterapeutas em formação e como participante de atividades com psicoterapeutas experimentados. O trabalho realizado em cada um desses estágios está aqui presente, ocupando lugar de importância.

Entretanto, não é nossa experiência que é discutida, e sim nossa reflexão sobre ela. Ou melhor ainda, é uma síntese desta reflexão, na qual procuramos resumidamente organizar os pontos principais, segundo nossa ótica, da supervisão de psicoterapia. Nossa intenção é oferecer um quadro amplo do tema, quadro que, ao mesmo tempo, seja suficientemente sintético para surgir como um todo. Pensamos que esta deve ser a natureza de um trabalho técnico para que possa ser realmente útil. Por este motivo evitamos a transcrição de diálogos entre supervisor e terapeuta na ilustração dos pontos abordados. Poucos exemplos deste tipo foram usados — só nos casos em que era essencial à compreensão do exposto.

A par de ser este um livro útil (como pensamos que seja), ele é também um ponto de partida, podendo até suscitar discussões de natureza teórica e filosófica. É um ponto de partida pela pouca literatura que existe na área. Pode suscitar discussões que transcendam seu nível técnico, porquanto se fundamenta na Abordagem Centrada na Pessoa, de Carl Rogers, cujo aspecto revolucionário não foi até hoje, a nosso juízo, enfocado devidamente — mas que no entanto tem-se procurado "abrandar" de diversas formas.

As duas últimas características citadas, que pensamos estarem presentes neste volume, fazem com que ele não seja, esperamos, um mero manual de supervisão, ainda que até possa ter, como tal, qualidades. Entretanto, elas em si mesmas não são meritórias. O verdadeiro valor desta obra será dado pelo leitor, pelo que ela produzir efetivamente.

INTRODUÇÃO

O presente volume tem por objetivo central oferecer uma proposta de sistematização, a nível técnico, da atividade de supervisão de psicoterapia. A consecução deste objetivo requer: 1) um ponto de vista teórico no qual se fundamentar; 2) uma linguagem e conceitos próprios e com suficiente precisão para comunicar efetivamente; 3) um corpo de idéias básicas e específicas que, caracterizando o campo de estudo em tela, possam ser estruturadas de forma a dar-lhe consistência e objetividade. Não cremos ter alcançado plenamente nosso propósito, porém acreditamos em nossa proposta como ponto de partida.

Nosso esforço decorre de duas constatações: primeira, a supervisão é o mais importante segmento da formação do psicoterapeuta; segunda, existe muito pouco, ou quase nada, publicado sobre o assunto. Este livro é uma tentativa de, pelo menos, se começar a pensar mais cuidadosamente nesta atividade.

Para termos uma idéia ligeira da forma como é descuidada a sistematização da supervisão como atividade específica, alguns dados colhidos ao acaso — não é uma pesquisa, mas informações que temos disponíveis — ilustrarão o fato. A revista *Journal of Humanistic Psychology* desde sua criação em 1961 até 1983, não publicou sequer um artigo específico sobre supervisão. O *Journal of Consulting and Clinical Psychology*, durante o ano de 1974, também não publicou nada sobre o assunto. O *American Journal of Psychotherapy*, no mesmo ano, publicou um único trabalho referente à supervisão, o de janeiro.

Por estes rápidos dados podemos sentir que a supervisão tem sido terra de ninguém. Supõe-se que qualquer terapeuta experimentado tenha condições de supervisionar efetivamente seus colegas iniciantes. Assim, concluímos que a competência na terapia implica competência na supervisão. O que ressalta disto, mesmo sem discutir sua propriedade ou impropriedade, é que a atividade de supervisão é intuitiva, decorre da prática em outra atividade ou, podemos até dizer, que a atividade de bem supervisionar vem como "vale-brinde" dentro da atividade psicoterapêutica. É o que somos levados a pensar ao constatar a absoluta falta de interesse em relação a este tipo de trabalho.

Entretanto, quando refletimos sobre a formação do terapeuta, salta à vista a importância fundamental da supervisão. Então nos defrontamos com uma forte incongruência: essa atividade, central na formação do terapeuta, não é distinguida com cuidados técnicos, com um trabalho de sistematização, com a avaliação das formas mais ou menos eficientes de realizá-la, enfim, ela é relegada ao bom-senso dos psicoterapeutas. Não que os psicoterapeutas não tenham bom-senso; o que acontece é que, se a atividade de supervisão não é sistematizada, organizada, não há forma de aperfeiçoá-la. Como é sabido, em ciência o conhecimento pode emergir do erro, nunca da ambigüidade ou do obscuro.

Em nosso entendimento, a supervisão de psicoterapia é atividade específica, com uma estrutura própria, com um processo peculiar e diferente da psicoterapia. Para ser eficiente, pensamos, a supervisão deve *fundamentar-se* numa rica experiência psicoterapêutica, mas *não é* essa experiência. O que a distingue da psicoterapia deve ser aprendido, treinado e aperfeiçoado tal como se faz com a psicoterapia propriamente dita. O aperfeiçoamento da supervisão é o aperfeiçoamento dos psicoterapeutas.

No primeiro parágrafo, apontamos três condições fundamentais para a sistematização da supervisão como atividade específica. Aqui abordaremos a primeira condição; as outras duas serão tratadas ao longo deste volume. Trataremos brevemente deste assunto, já que esta obra se propõe a tratar a nível técnico o seu tema. Também não faremos uma discussão do assunto, mesmo breve, pelo mesmo motivo. É uma tomada de posição, cuja clareza se torna imperiosa para a compreensão dos assuntos aqui tratados.

Nosso ponto de partida teórico é o da Abordagem Centrada na Pessoa, proposta por Carl Rogers. Nossas críticas a essa teoria, que são significativas, não serão aqui expostas. Queremos apenas assinalar que existem. A fundamentação filosófica é, naturalmente, a humanista. Este fato faz com que as idéias aqui apresentadas sejam compatíveis com as psicoterapias que têm a mesma fundamentação.

A par da base teórica e filosófica, gostaríamos de acrescentar mais algumas observações que são centrais aqui. Consideramos a afetividade como as emoções que surgem no relacionamento humano, e só por este relacionamento. Podemos dizer que: afetividade = relacionamento. A afetividade é sempre gerada no relacionamento, e só nele. Toda forma de afetividade é uma forma de relacionamento e vice-versa. Não damos à afetividade o caráter "essencialista" (no sentido de Popper), que leva a uma atitude investigatória o psicoterapeuta — à procura de "núcleos" etc. Assim sendo, sobreleva o aspecto processual da psicoterapia e da supervisão. Tanto numa quanto na outra, é central o processo de relacionamento que se estabelece, entre psicoterapeuta e cliente e supervisor e supervisando. Isto significa que não há preocupação com "conteúdos", diagnósticos etc. O que é considerado é o relacionamento no aqui e agora.

Outro ponto a ser apreciado é o caráter "construtivista" (no sentido de Piaget) da mudança em psicoterapia e supervisão. Entendemos que o processo da psicoterapia e da supervisão é a construção da nova estrutura afetiva. A estrutura afetiva não é alguma coisa que esteja pronta e a psicoterapia vai revisar, ou mudar a posição relativa entre suas partes. A psicoterapia e a supervisão, como de resto todo o relacionamento interpessoal, são construtores da estrutura afetiva. Naturalmente a psicoterapia e a supervisão, por serem relacionamentos muito especiais, constroem a estrutura afetiva de maneira especial, enriquecendo-a e facilitando novos relacionamentos também enriquecedores. A profundidade alcançada pela psicoterapia ou pela supervisão é construída e não apenas constatada, ou "visitada". A mudança na psicoterapia vista sob uma ótica construtivista é real e concreta, no sentido que não é apenas um rearranjo diferente naquilo que já existe.

Concluiremos nossa pequena digressão epistemológica e teórica com a afirmação de que o modelo que orienta este trabalho é o cibernético ou sistema aberto. Vale dizer, não é o modelo mecanicista-organicista, este sim, preocupado com as "peças" e a "dinâmica" entre elas. A realidade psíquica é aqui tratada como *processo relacional*.

No primeiro capítulo justificamos a necessidade da supervisão que nem sempre está muito clara, mesmo para os psicólogos. Esta justificativa em parte legitima, pensamos, o resto do livro. O segundo capítulo trata da técnica de supervisão: na primeira parte abordamos a intervenção didática na supervisão, que pode ser teórica ou técnica; na segunda parte mostramos a intervenção experiencial. Juntas elas são os instrumentos de trabalho do supervisor. A terceira parte versa sobre o processo da supervisão. Ele se compõe de fases nítidas, com características próprias, obedecendo sempre à mesma seqüência. Por fim, na quarta parte examinamos a supervisão quando ela ocorre em grupo. Nesta circunstância é importante que o supervisor esteja atento aos fenômenos grupais, subjacentes à supervisão e próprios a este tipo de grupo, que podem interferir significativamente no êxito do trabalho. Este capítulo contém a parte técnica propriamente dita, que são os instrumentos de trabalho do supervisor. Os capítulos subseqüentes tratam de temas importantes na relação de supervisão, mas que fogem à parte especificamente técnica.

No terceiro capítulo examinamos o importante aspecto relativo à eficácia da psicoterapia e da supervisão — a profundidade. Toda psicoterapia ou supervisão efetiva é profunda. Assim, a discussão deste ponto se reveste de extraordinário relevo. O capítulo seguinte, o quarto, versa sobre os dois modelos que podem ser tomados pela supervisão e que chamamos "Transitivo", autoritário, e o "Intransitivo", não-diretivo (no sentido de Rogers), e o único compatível com a abordagem humanista da psicoterapia. O capítulo quinto é reservado à discussão das crises da relação entre psicoterapeuta e cliente que, por suas peculiaridades, é conveniente considerar em separado da supervisão em geral. Finalizando, no capítulo sexto, focalizamos a supervisão da psicoterapia de grupo e de grupo de encontro, que muito diferem, em alguns pontos, da psicoterapia individual, e por isso merecem exame à parte.

CAPÍTULO I

POR QUE SUPERVISÃO?

É freqüente que profissionais de outras áreas, alheias à psicologia, se surpreendam com a necessidade de supervisão do psicólogo. Muitas vezes a ironia é usada, sinalizando o que para a grande maioria das pessoas não passa de uma excentricidade. Não é raro que o próprio psicólogo se sinta constrangido diante de tal crítica, talvez por pensar que a supervisão é um recurso contra a insegurança pessoal, e a aceite, confirmando a opinião geral.

Talvez para muitos psicólogos não esteja claro o que é supervisão e qual sua função, quais seus limites, quanto ela é importante.

Procuraremos nesta parte responder a estas perguntas básicas. Procuraremos responder à pergunta que serve de título a este capítulo — "Por que Supervisão?" — que, pensamos, engloba as dúvidas possíveis sobre o tema, em uma primeira aproximação. Em uma segunda aproximação, em nível mais profundo, algumas dúvidas serão dirimidas pelos trabalhos que seguem. Pensamos também que outras dúvidas não serão respondidas e queremos acreditar, contamos com isso, que outras dúvidas serão levantadas.

Então, por que o psicólogo, e mais precisamente o psicoterapeuta, precisa "tanto" de supervisão?

Uma resposta freqüente é a seguinte: dada a seriedade e a gravidade do que é tratado na psicoterapia, ela precisa contar com certas medidas especiais de segurança — a supervisão é uma delas. Achamos esta afirmação inadequada na medida em que minimiza estas mesmas condições em outras áreas de trabalho. Achamos, sim, que outros aspectos, objetivos, respondem pela necessidade da supervisão, como veremos a seguir.

Devido a certas características da atividade psicoterapêutica, como o sigilo sobre o que é falado; como as condições de segurança e tranqüilidade do cliente; como a especificidade da relação terapêutica, que não existe em nenhuma outra circunstância etc., é absolutamente necessário que psicoterapeuta e cliente estejam a sós. O fato de existir psicoterapia de grupo não modifica esta circunstância, pois continuam terapeuta e clientes a estarem a sós, não existe nenhuma pessoa de fora na situação psicoterapêutica.

Este requisito da situação em questão naturalmente impede que o psicoterapeuta iniciante aprenda seu ofício ou o aperfeiçoe através da participação ou assistência do desempenho de psicoterapeutas experimentados. Aqui cabem duas observações. A primeira é sobre o uso de espelhos com visão unidirecional para possibilitar a referida assistência. Isto é usado em alguns lugares, porém não concordamos com seu uso. Entendemos que deseduca mais do que educa: mesmo sem levar em conta os aspectos éticos envolvidos, que são muito importantes, coloca o iniciante em uma posição na qual "participa" de uma sessão psicoterapêutica sem ter a mínima responsabilidade nela, olhando-a com "curiosidade", portanto, isento do aspecto mais importante, que define esta situação, o vínculo interpessoal. Nesse ponto reside, a nosso juízo, o aspecto deseducador: convida o psicoterapeuta iniciante a olhar seu cliente e a situação psicoterapêutica como algo externo a si próprio e que necessita ser manipulado de fora.

A segunda observação é quanto às entrevistas gravadas e transcritas. Estas podem ser bons instrumentos no auxílio do iniciante, mas de forma nenhuma substituem a supervisão. Podem ser usadas integrando os métodos didáticos (capítulo II-3). As entrevistas gravadas se distinguem da situação anteriormente assinalada, por: a) não exporem o cliente e sua identidade; b) as limitações impostas pela gravação, e muito mais pela transcrição, eliminam a "participação" experiencial (e irresponsável) da situação ao vivo; daí serem bons instrumentos didáticos, mas totalmente inúteis como recursos disponíveis dentro dos métodos experienciais.

Esta discussão nos leva à resposta mais óbvia da necessidade da supervisão: se o iniciante não pode participar diretamente da experiência de um psicoterapeuta experimentado, nem pode ter esta ajuda (direta) na sua própria, surge a supervisão como alternativa. A maneira de avaliar, corrigir e refletir sobre sua experiência é através da supervisão.

Aqui vemos que a supervisão atende a uma necessidade decorrente de certos requisitos da situação psicoterapêutica. Entretanto, este não é o ponto mais importante. Mesmo se fosse possível, através de um meio qualquer, eliminar as condições que impedem que o iniciante participe diretamente da prática psicoterapêutica com terapeutas experientes e pudesse também ter ajuda direta em sua própria experiência, isto não eliminaria a necessidade da supervisão. Examinemos este ponto.

Uma coisa é uma pessoa refletir consigo própria, só, sobre suas experiências pessoais, revendo-as. Outra coisa é uma pessoa refletir sobre sua própria experiência, na relação com outra, durante este relacionamento. Pensamos num psicoterapeuta que ao mesmo tempo que intervém psicoterapeuticamente, reflete sobre o que faz. É, naturalmente, uma situação muito confusa na qual a ação psicoterapêutica fica extremamente empobrecida e o psicoterapeuta, perdido. No momento em que o psicoterapeuta reflete sobre si próprio perde contato com o cliente, rompe-se o vínculo interpessoal.

Podemos considerar também aquela situação na qual o psicoterapeuta reflete sozinho sobre a sessão psicoterapêutica, após o seu término. É a situação simétrica à anterior e também algo confusa, na medida em que o psicoterapeuta se reapresenta a experiência do cliente (mas não da relação), através da sua própria, tingindo-a, portanto, com suas próprias cores. Na forma anterior, a sessão psicoterapêutica é prejudicada pela reflexão individual paralela do psicoterapeuta; nesta, sua reflexão individual é prejudicada pela experiência do cliente imaginada, não vivida. Em poucas palavras, é perturbador refletir sozinho sobre uma situação que está sendo vivida a dois, assim como refletir sozinho sobre uma situação que foi vivida a dois, quando não foi apreendida desta forma.

O psicoterapeuta experiente, numa relação psicoterapêutica efetiva, é capaz de refletir *na* relação psicoterapêutica *a* relação psicoterapêutica, à medida que ela decorre. A partir de então ele será capaz de refletir, não só sobre a relação, como sobre seu desempenho visto sob seu próprio ponto de vista. Ele dispõe da situação psicoterapêutica, após seu término, para examiná-la sob diversos ângulos. É precisamente neste ponto que se faz necessária a supervisão. Vamos discutir isto um pouco mais.

A finalidade da supervisão, a nosso ver, é dar ao psicoterapeuta iniciante, de forma sistemática, e mesmo ao psicoterapeuta experiente, eventualmente, o contexto relacional apropriado à reflexão sobre a situação psicoterapêutica. O supervisor, baseado na sua experiência, deve ser capaz de refletir junto com o supervisando na relação de supervisão a relação terapêutica — não a que *foi* vivida, mas como está sendo vivida naquele momento. Assim, na situação de supervisão, como a descrita, o supervisando vai desenvolver, no aqui e agora, sua capacidade de refletir a relação na relação. A supervisão é o contexto próprio e único ao aperfeiçoamento desta habilidade fundamental do psicoterapeuta, que não coloca em risco nem o próprio psicoterapeuta nem o seu cliente.

Esclarecendo um pouco mais a situação de supervisão, mas sem antecipar o que segue, podemos dizer que o supervisor trabalha ao longo de duas dimensões: a dimensão psicoterapeuta-cliente e a dimensão experiencial-didática. Com relação à primeira, o supervisor pode focalizar tanto a experiência do psicoterapeuta quanto a experiência do cliente (como é vista pelo psicoterapeuta). Com respeito à segunda, o supervisor pode intervir de maneira experiencial, focalizando os sentimentos do psicoterapeuta ou do cliente (como são sentidos pelo psicoterapeuta, naturalmente), ou pode intervir de maneira didática, a nível teórico ou técnico. Esta última forma de intervenção revela o aspecto didático da supervisão, que é uma das características que a diferencia fundamentalmente da psicoterapia.

A supervisão pode atender também ao psicoterapeuta experiente, que já tem desenvolvida a habilidade que cremos central na sua atividade. Não é raro que, em certos momentos, mesmo um psicoterapeuta experiente e tarimbado possa ter dificuldades em refletir com clareza sobre um momento de um relacionamento com determinado cliente (capítulo V). Neste caso a supervisão serve de auxílio, da mesma forma, refletindo com o psicoterapeuta aquele momento específico.

Com o esquema acima, apenas esboçado (mais adiante vai ser visto em profundidade), podemos compreender melhor o trabalho do supervisor. Ele facilita ao psicoterapeuta a reflexão, tanto teórica e técnica quanto experiencial, sobre si próprio, psicoterapeuta, e sobre seu cliente, na relação da supervisão. Assim, a supervisão entendida desta forma é uma prática intensiva da apreensão *da* relação *na* relação. Esta prática se desenvolve independentemente do que é visto na supervisão — todas as intervenções do supervisor, não importando o aspecto por elas abordados, levam à reflexão da relação na relação — daí o rápido desenvolvimento desta capacidade fundamental.

Esta forma de treinamento, pensamos, é compatível com o conceito de "experiência direta" de Rogers, que é precisamente a apreensão em profundidade, pelo psicoterapeuta, da relação vivida pelo cliente *e* psicoterapeuta. É a apreensão, não da experiência individual do psicoterapeuta, mas da experiência do psicoterapeuta *na* relação com o cliente, ou seja, a apreensão *da* relação.

Agora que acreditamos ter dado uma visão, ainda que inicial, da supervisão de psicoterapia, é conveniente acrescentarmos o que não é supervisão, para que os limites se tornem mais nítidos.

A supervisão não é um mal necessário que objetiva sanar as deficiências de uma formação inadequada. A supervisão é uma atividade específica, ela não substitui nem é substituída por qualquer outra.

A supervisão não é uma forma de psicoterapia, como será assinalado, e como também será dito ela não substitui a psicoterapia (do psicoterapeuta) nem é substituída por ela.

18

A supervisão não é um remédio para pessoas inseguras. Ela acompanha e facilita o desenvolvimento do psicoterapeuta, independentemente de sua segurança ou insegurança. A insegurança muitas vezes pode ser decorrente da exata avaliação das dificuldades da psicoterapia, e a "segurança" precisamente o contrário.

A supervisão não é uma forma descomprometida de relacionamento, na qual um psicoterapeuta "dá palpites" no trabalho de outro. Acreditamos que situações deste tipo possam ser até muito ricas, porém preferimos chamá-las de "troca de experiências". A situação de supervisão é claramente delimitada, o supervisor tem papel nítido e sua atividade visa a um objetivo específico, com o qual deve estar profundamente comprometido.

Por último, diremos que a supervisão não é, e este ponto é fundamental e nunca será demasiado lembrar, uma forma de controle, com nenhum fim e sob nenhum pretexto. Entendemos que o objetivo mais nobre que um supervisor pode almejar é facilitar o processo de construção do estilo pessoal (e único) de seu supervisando.

CAPÍTULO II

TÉCNICA DE SUPERVISÃO

Neste capítulo discutiremos as técnicas de supervisão. Ele é um esforço de sistematização de nossa atividade como supervisor e da discussão do assunto com outros supervisores. Neste sentido ele deve ser entendido: como um ponto de partida; aqui nada está acabado ou fechado; pelo contrário, é nosso propósito abrir.

O que aqui está exposto deve ser visto sob dois ângulos, complementares mas não superpostos — de um lado, propomos um conjunto de conceitos, uma linguagem (pelo menos uma protolinguagem), específicos da supervisão; de outro, procuramos descrever com eles uma realidade objetiva. Assim, deve ficar claro que entendemos que a relação de supervisão é uma situação com características próprias, com uma natureza específica, que não pode ser reduzida a qualquer outra, e que necessita por isso de conceitos próprios. Isto significa que nosso trabalho pode ser criticado, entre outros, por dois pontos de vista: por seus conceitos e pela realidade a que se referem. A concordância ou discordância com um, não implica necessariamente na concordância ou discordância com o outro. Entendemos que a crítica ao nosso trabalho, levando em conta esta distinção, poderá ser muito mais rica.

Nossa primeira aproximação da realidade da supervisão nos leva a distinguir duas dimensões perfeitamente discerníveis em seu contexto. A primeira é a dimensão psicoterapeuta-cliente. Na relação entre supervisor e supervisando existe uma terceira pessoa, com uma importância central, que não existe na relação psicoterapêutica. Esta terceira pessoa, naturalmente, é o cliente do psicoterapeuta que está em supervisão. Desta forma, a atenção do supervisor é distribuída entre o terapeuta e o cliente do psicoterapeuta que está "presente" na supervisão, através do psicoterapeuta. O supervisor pode focalizar o psicoterapeuta ou o cliente, na maneira como é visto pelo psicoterapeuta.

A segunda dimensão é composta pelas duas vertentes fundamentais da supervisão: a vertente experiencial e a vertente didática. Esta última específica também da supervisão. O supervisor atua experiencialmente focalizando o processo *sentido* da psicoterapia; ou didaticamente compreendendo-o teórica ou tecnicamente. Esta última forma é examinada na primeira parte deste capítulo. A primeira forma, a experiencial, é considerada na segunda parte.

Cruzando as duas dimensões citadas, formamos o seguinte quadro:

	Did.	Exp.
T	Did.	Exp.
	T	T
C	Did.	Exp.
	C	C

Este quadro resume as alternativas possíveis quanto à forma da intervenção do supervisor. Ele pode focalizar o psicoterapeuta, tanto experiencialmente, refletindo com ele sobre suas emoções no relacionamento com seu cliente, quanto didaticamente, refletindo com ele sobre a compreensão teórica de suas intervenções, ou sobre a forma técnica destas. Da mesma forma, o supervisor pode focalizar o cliente, como é visto pelo psicoterapeuta, tanto experiencialmente, refletindo sobre suas emoções, quanto didaticamente, considerando-o sob o ponto de vista teórico.

A dimensão "cliente" e a dimensão "didática" diferenciam essencialmente a supervisão de qualquer forma de psicoterapia. Mesmo as intervenções experienciais na supervisão se distinguem das intervenções experienciais na psicoterapia, como veremos na parte segunda deste capítulo. Estas duas dimensões, além de diferenciarem a supervisão da psicoterapia, também a caracterizam e delimitam, como uma atividade consistente em nível teórico, técnico e experiencial.

Desde que esteja caracterizada a supervisão pela forma de sua atividade específica e pela abrangência de seu campo próprio, resta estabelecer as relações que mantém com a psicoterapia.

A caracterização clara e nítida da situação de supervisão tem ficado, parece, fora da cogitação dos especialistas. Encontramos freqüentemente referências à supervisão como — "uma espécie de terapia"; "um tipo de terapia 'focal' "; "uma situação terapêutica mas não uma terapia"; ou ainda, "uma situação terapêutica e didática ao mesmo tempo" etc. São definições ambíguas e confusas porque ao mesmo tempo que tomam a situação de psicoterapia como referência para a caracterização da supervisão, não as diferenciam entre si, não ficando claro o que é e o que não é psicoterapia na supervisão, em que elas se distinguem.

Entendemos que supervisão e psicoterapia são situações bem diferentes e que não devem ser confundidas. A uma simples observação constatamos que na supervisão existe uma pessoa, o cliente, que está de certo modo presente na relação supervisor-supervisando. Esta "terceira pessoa", com o *status* que possui na supervisão, não existe na relação terapeuta-cliente: este fato modifica essencialmente ambas as situações. Numa visão mais aprofundada (como veremos a seguir) notaremos também que, independentemente do ponto anteriormente assinalado, a relação supervisor-supervisando e a relação psicoterapeuta-cliente são, e devem ser, diferentes. Entendemos que a confusão entre estas duas situações é prejudicial para ambas.

Uma forma muito esclarecedora de caracterizarmos a supervisão é como "metapsicoterapia", no sentido usual do termo "meta" (do grego — "reflexão crítica sobre" — Aurélio): como se entende metalinguagem, metateoria, metaciência etc. Da mesma forma que o campo da metaciência é a ciência e não a realidade, objeto da ciência, a metapsicoterapia (supervisão) tem como campo a situação psicoterapêutica e não a realidade da experiência do cliente na relação com o psicoterapeuta, objeto da psicoterapia. Assim conceituada, entendemos a supervisão como aquele momento em que se fala *sobre* a psicoterapia que está sendo feita pelo supervisando; onde a experiência psicoterapêutica é examinada, questionada, melhor entendida, enfim, onde o psicoterapeuta reflete junto com o supervisor sobre sua experiência como psicoterapeuta.

Esta maneira de enfocar a supervisão nos permite afirmar que a supervisão não é uma psicoterapia nem "um tipo de psicoterapia 'focal' " ou qualquer outra. Psicoterapia e supervisão se distinguem na medida em que a psicoterapia é um contato direto, imediato, com a realidade, enquanto a supervisão é uma reflexão sobre este contato independentemente dos aspectos anteriormente apontados — a presença da "terceira pessoa", o cliente, e a atitude didática do supervisor.

Existem na supervisão três funções, a saber, a função teórica, a função técnica e a função experiencial. Na psicoterapia existe somente a função experiencial; as outras duas são totalmente estranhas à psicoterapia e ainda nesta, que é comum às duas, elas se diferenciam — a) na natureza da função experiencial, que na psicoterapia visa à relação imediata com a realidade, como já vimos, e na supervisão visa à relação com a psicoterapia; e b) na amplitude — a função experiencial na psicoterapia visa à relação do cliente com seu mundo; a função experiencial na supervisão visa à relação do supervisando com seu cliente.

Estabelecidos estes pontos iniciais, passaremos a examinar pormenorizadamente a intervenção didática, 1.ª parte, e a intervenção experiencial, 2.ª parte. Na 3.ª parte discutiremos o processo da supervisão e na 4.ª parte a técnica de supervisão em grupo.

Parte I

A INTERVENÇÃO DIDÁTICA — TEÓRICA E TÉCNICA

A supervisão de psicoterapia é uma situação muito complexa na qual estão presentes e no mesmo nível de importância muitos e diferentes aspectos. Para apenas citar alguns: o nível de conhecimento teórico do supervisando; sua capacidade de organizar o aspecto cognitivo da experiência vivida, tanto na relação com seu cliente quanto na relação com o supervisor; sua disponibilidade (abertura à experiência) para entrar em uma relação profunda com o supervisor, para que a supervisão seja realmente efetiva; atitude de independência tanto intelectual quanto emocional que permita uma visão crítica e pessoal de sua aprendizagem etc. Em relação ao supervisor as mesmas condições são necessárias, fazendo-se as devidas transposições, acrescentando-se ainda, naturalmente, uma longa e profícua experiência psicoterapêutica e, ainda mais, uma atitude didática apurada em relação ao supervisando.

Nesta parte nos restringiremos à organização cognitiva da experiência sentida, tanto na situação psicoterapêutica quanto na situação de supervisão. As intervenções do supervisor que favorecem a organização cognitiva nas situações citadas são as intervenções didáticas. Elas podem ocorrer em duas formas, teóricas ou técnicas.

A intervenção didática na supervisão

A psicoterapia é uma tecnologia derivada de um corpo teórico. a teoria da personalidade, do desenvolvimento e da psicoterapia. Aqui já se levanta uma questão: o psicoterapeuta deve ser um técnico ou um cientista? A resposta que daremos a esta pergunta orientará nossa atuação no sentido de que nossas intervenções didáticas sejam mais técnicas ou mais teóricas. Pensamos que o psicoterapeuta deve ser um técnico, porém com um profundo embasamento teórico. A partir deste posicionamento algumas questões de importância são levantadas. Enumeraremos algumas que julgamos mais significativas e em seguida proporemos respostas.

1) Quando alguma parte da comunicação do supervisando deve ser focalizada didaticamente?

2) Como distinguir se a intervenção didática deve ser teórica ou técnica?

3) Qual deve ser a extensão e a profundidade da intervenção didática?

4) No caso da intervenção didática técnica, quando ela é um aprendizado e quando ela é um reaprendizado?

Antes de prosseguirmos é necessário frisar que a intervenção didática teórica não é necessariamente citar leis, assim como a intervenção didática técnica não é necessariamente citar regras. Entendemos como intervenção didática teórica aquela que aponta à teoria e a intervenção didática técnica a que aponta à maneira de fazer (ou não fazer). Em outras palavras, a intervenção didática teórica é um comentário que se refere imediatamente à teoria e mediatamente à maneira de trabalhar com o cliente. Ela parte do cliente para uma generalização (teoria) ou parte de uma generalização para o cliente, porém sempre generalização e cliente estão nitidamente ligados. A pura teorização cabe ao grupo de estudos.

A explicação técnica faz o caminho inverso, ou seja, refere-se imediatamente à maneira de trabalhar com o cliente e mediatamente à teoria.

Outro ponto importante é que o grupo de estudos parece-nos essencial. É o lugar onde os aspectos filosóficos e teóricos devem ser discutidos, livrando a supervisão de uma sobrecarga que ela não atenderá a menos que deixe de ser supervisão. Voltaremos a este assunto mais adiante.

Como última observação: pensamos que cabe tanto ao supervisor quanto ao supervisando dar e pedir explicações; não deve haver delimitação de tarefas, o que implicaria numa limitação da supervisão.

1) Quando uma parte da comunicação do supervisando deve ser focalizada didaticamente?

A resposta mais óbvia a esta pergunta é: quando algum aspecto da relação psicoterapeuta-cliente não é entendida, ou pelo supervisando ou pelo supervisor. Uma resposta menos óbvia poderia ser a de que todo processo terapêutico deve ser entendido teoricamente. Ainda mais, a própria teoria deve ser discutida e questionada e não apenas "adotada" acriticamente. Porém, este caso é mais próprio para o grupo de estudos, ficando a supervisão com os aspectos mais imediatos da relação psicoterapeuta-cliente, ou seja, das dúvidas na compreensão do que está ocorrendo nesta relação.

2) Como distinguir quando a intervenção didática deve ser teórica ou técnica?

a) Quando a intervenção didática deve ser teórica?

Ela deve ser teórica quando: a) o supervisando não consegue ter, ele próprio, essa compreensão de seu cliente ou da relação entre eles, vendo-os através do senso comum; b) a não compreensão se situa na relação entre a maneira como o supervisando está lidando com seu cliente (técnica), e a fundamentação teórica desse procedimento. A intervenção didática teórica liga a técnica à teoria, dando inteligibilidade à primeira. Sendo as técnicas decorrentes da teoria, a intervenção teórica deve responder, entre outras coisas, ao porquê das técnicas.

A ausência das intervenções didáticas teóricas ou o descaso em relação a elas leva a uma prática de baixo nível no sentido da compreensão do processo como um todo; não favorece à visão crítica da atuação psicoterapêutica nem a sua constante renovação e aprofundamento.

Deve-se notar, entretanto, que tanto a teoria enriquece a prática e a fundamenta, quanto a prática questiona a teoria, igualmente enriquecendo-a. Não deve existir unidirecionalidade da teoria à prática. Daí que as intervenções didáticas teóricas não só fundamentam a prática como são fundamentadas por ela.

b) Quando a intervenção didática deve ser técnica?

As intervenções didáticas técnicas são usadas quando respondem ao *como fazer?* — desde que haja compreensão experiencial e compreensão teórica, mas o supervisando não tem instrumentos para lidar com a situação apresentada. Qualquer das duas últimas formas de compreensão têm precedência sobre a primeira, ou seja, se não houver compreensão empática nem compreensão geral do comportamento do cliente por parte do supervisando, a intervenção didática técnica tenderá a tornar a relação psicoterapêutica pura mecanização, deixando, portanto, de ser terapêutica.

A intervenção didática técnica tem por objetivo esclarecer a maneira como o supervisando pode lidar com seu cliente, porém sem perdermos de vista que ela deve ser a objetivação de uma atitude (aspecto experiencial) e de um conhecimento (aspecto teórico). Daí, se não houver uma nítida articulação entre a técnica e estes dois pontos, ela se torna desvitalizada, mecânica e impessoal.

Na Abordagem Centrada na Pessoa, o ponto de articulação da teoria com a prática são as atitudes básicas, descritas por Rogers, como a congruência, empatia e consideração positiva incondicional, as quais são fundamentadas teoricamente. Toda técnica nesta abordagem tem como ponto de partida as atitudes acima referidas, mas que se podem objetivar de muitas formas na relação psicoterapêutica. Nesse sentido, a intervenção didática técnica busca sua finalidade, assinalada acima, através de um esforço no qual supervisor e supervisando procuram a melhor forma de expressão terapêutica deste último. Em outras palavras, a intervenção didática técnica é um instrumento de criação e aperfeiçoamento de modos de procedimentos terapêuticos e se faz necessária na medida em que esses procedimentos ou não existam ou que existam procedimentos outros, antiterapêuticos, como veremos mais adiante. Entretanto, queríamos que ficasse claro, pelo exposto acima, que a intervenção didática técnica não deve consistir em fórmulas prontas.

3) Qual deve ser a extensão e a profundidade da intervenção didática teórica?

a) Qual deve ser a extensão da intervenção didática teórica?

Na supervisão, a intervenção didática teórica deve ter a extensão suficiente para cobrir a dúvida da forma mais econômica possível. Extensas explicações teóricas na supervisão desviam a atenção do supervisando, fazendo-o perder o fio da meada, "intelectualizando". Pensamos que a explicação teórica na supervisão deve cingir-se especificamente às dúvidas concretas e remeter o supervisando ao grupo de estudos.

b) Qual deve ser a profundidade da intervenção didática teórica?

Inversamente à extensão, a profundidade deve ser privilegiada na supervisão. Entretanto, antes de abordarmos diretamente o assunto, é conveniente examinarmos mais detidamente, ainda que de maneira esquemática, o conceito de profundidade na Abordagem Centrada na Pessoa, como nós o entendemos. No capítulo III, o assunto será tratado mais minuciosamente.

Entendemos como mais profundos aqueles aspectos (processos) da comunicação do cliente que não são dados imediatamente, observáveis, mas que são hipotetizados na relação psicoterapeuta-cliente como mediadores entre *entrada e saída*, ou seja, entre a realidade percebida pelo cliente e sua resposta a ela. Estes processos podem ser conscientes ou não, porém não estamos falando de inconsciente como um subsistema inerente ao psiquismo, nem de um manifesto e um latente, a serem interpretados pelo psicoterapeuta, mas sim em processo que eventualmente não está sendo *simbolizado* em nível cognitivo, porém que é sempre concretamente sentido em nível afetivo, emocional. O assunto demanda uma longa discussão, mas entendemos não ser este o local apropriado a ela. Pretendemos aqui apenas esclarecer nossos termos.

Nessa acepção, a compreensão teórica profunda é aquela que busca os processos subjacentes à relação psicoterapeuta-cliente na relação supervisor-supervisando. A explicação, compreensão e discussão destes processos é que dão sentido e vida à teoria; aqui está o ponto de junção da teoria com a realidade psicológica, está o ponto gerador da teoria e das técnicas dela decorrentes. É através da compreensão desses processos que se diferencia um psicoterapeuta de uma pessoa leiga sensível, empática. Aprofundar a compreensão significa entrar mais e mais na intimidade da experiência humana, e dispor-se a isso, sem medo mas com cuidado; sem preconceitos mas com uma visão consistente do funcionamento psicológico; sem buscar-se a si mesmo mas sabendo o outro um semelhante, é o que entendemos por ser um psicoterapeuta. É na supervisão, por estar mais próxima do atendimento psicoterapêutico e onde os aspectos experienciais são intensamente tratados, que cabe esse tipo de explicação, ficando para o grupo de estudos a teoria em sua extensão. Cabe, portanto, à relação supervisor-supervisando a apropriação de conhecimento mais profundo, por parte do último, como também e principalmente o desenvolvimento de sua capacidade de alcançá-lo.

4) No caso da intervenção didática técnica, quando ela é um aprendizado e quando é um reaprendizado?

a) Quando a intervenção didática técnica é um aprendizado?

Evidentemente quando ele não existe. Por exemplo, não é comum a resposta terapêutica ser familiar ao iniciante. Ela tem certas regras e ocorre numa relação onde também existem certas regras. A situação terapêutica assim como a resposta terapêutica devem ser explicadas ao supervisando para que este crie sua forma de atuação terapêutica, que não possuía antes.

b) Quando a intervenção didática técnica é um reaprendizado?

No começo e na continuidade de uma relação qualquer, ocorre sempre o estabelecimento de regras implícitas, geradoras de procedimentos, colocados por ambos os componentes da relação e que vão regulando o relacionamento. Essas regras devem ser levadas em conta na intervenção didática técnica, pois elas podem gerar procedimentos contrários aos gerados pelas regras derivadas da teoria, dificultando ou até impedindo sua eficácia. É necessário que o supervisor esteja atento a essas regras implícitas, colocadas pelo supervisando, que as analise junto com este, para que sejam substituídas por outras mais terapêuticas. Uma pessoa com um estilo de relacionamento autoritário, por exemplo, provavelmente terá muita dificuldade em assimilar as intervenções didáticas técnicas da Abordagem Centrada na Pessoa.

Em resumo, a intervenção didática teórica responde à pergunta — *como entender*?; enquanto a intervenção didática técnica responde à pergunta — *como fazer?*

Na prática da supervisão, estas duas formas de intervenção se interpenetram e acontecem sem uma regularidade previsível, pelo menos no início do processo da supervisão, porém mantêm suas peculiaridades sem se confundirem. É importante que o supervisor perceba qual a natureza da dúvida proposta pelo supervisando, porque uma forma de intervenção não substitui a outra e a ocorrência de confusão entre as duas resulta em confusão e insegurança para o supervisando. Da mesma maneira que a explicação técnica dada sem a análise e conscientização das regras antiterapêuticas implicitamente colocadas pelo supervisando na relação com seu cliente pode ter conseqüências desastrosas, como angústia, perplexidade, sensação de incapacidade etc.

Conclusão

A intervenção didática tem dupla função no contexto da supervisão, cada função relacionada com seu nível teórico e técnico. Ao nível teórico, capacita o supervisando com visão ampla e crítica, ao mesmo tempo que profunda, do processo terapêutico. Ao nível técnico, oferece ao supervisando instrumentos concretos, comportamentos, para trabalhar com seu cliente em psicoterapia.

Quanto à sua natureza, a intervenção didática teórica é caracterizada por duas dimensões — extensão e profundidade, cabendo ao grupo de estudos a primeira, enquanto a segunda é própria da supervisão.

Em relação à intervenção didática técnica, sua natureza é prática, comportamental, criadora do *modus operandi* psicoterapêutico.

As condições para que sejam efetivas as intervenções didáticas podem ser relacionadas como segue:

1) As explicações teóricas do supervisor serão efetivas em sua extensão na medida em que o supervisando as possa colocar integralmente no contexto de seus conhecimentos; em outras palavras, que elas se encaixem no que já conhece, sem acrescentar nada de novo, mas dando a este conhecimento mais consistência e profundidade. Vemos que aqui é preponderante o papel do grupo de estudos.

2) As explicações teóricas do supervisor serão efetivas em sua profundidade na medida em que o supervisando as possa *sentir* em sua profundidade. Aqui é preponderante a relação supervisor-supervisando. A efetividade das explicações mais profundas será determinada pelo nível de profundidade da relação em que elas ocorrem (talvez daí a inefetividade em se tentar ensinar em profundidade psicoterapia em sala de aula).

3) As intervenções didáticas técnicas serão efetivas na medida em que o supervisando se sinta livre em, a partir delas, procurar a

sua maneira pessoal de objetivá-las. O cerceamento desta liberdade essencial e insubstituível do supervisando pode se dar por: a) dificuldades pessoais do supervisando, como padrões rígidos de comportamento, preconceitos, enfim, atitudes e comportamentos antiterapêuticos; b) uma relação supervisor-supervisando ou superficial ou estreita com padrões rígidos, que desencorajam a criatividade e a busca de identidade do supervisando, o que resulta em comportamentos *certos* — impessoais e pouco terapêuticos. Aqui as dificuldades são do supervisor. (Vide capítulo IV.)

As relações entre Grupo de Estudos, Supervisão e Atendimento

O grupo de estudos é o espaço destinado à discussão teórica, sem a preocupação imediata com o trabalho psicoterapêutico realizado pelo supervisando. Ao grupo de estudos está reservado o estudo, principalmente em extensão, da teoria e das técnicas delas decorrentes, porém mantendo sempre um caráter de generalidade, isto é, evitando-se a discussão de casos específicos, o que fica melhor em reuniões didáticas, em sessões de estudo de casos etc. É necessário, em nossa opinião, que estes três momentos do treinamento psicoterapêutico — grupo de estudos, supervisão e atendimento psicoterapêutico — mantenham seus limites nitidamente diferenciados, para que o supervisando tenha clara consciência deles.

A supervisão deve funcionar, em nossa opinião, como conexão entre a prática, o atendimento psicoterapêutico, e a teoria, o grupo de estudos. Ela é a instância de elaboração das informações provenientes do grupo de estudos e do atendimento, informações de naturezas diferentes, que são então articuladas e integradas. Para isso é necessário que a supervisão se coloque eqüidistante do atendimento e do grupo de estudos. Se ela se aproxima mais do atendimento, distanciando-se do grupo de estudos, tende a tornar-se *muito experiencial*, prejudicando-se nos aspectos teóricos. Se se aproxima mais do grupo de estudos, distanciando-se do atendimento, tende a tornar-se *muito intelectual*, prejudicando-se nos aspectos experienciais. A última possibilidade, e talvez a pior de todas, é a aproximação demasiada dessas três instâncias, quando elas perdem seus limites, confundindo-se entre si. Isto não é raro, principalmente na Abordagem Centrada na Pessoa, por uma distorção de seus princípios, pensamos nós.

A eqüidistância entre supervisão, grupo de estudos e atendimento psicoterapêutico dá ao supervisando, claramente, as dimensões da psicoterapia: uma atividade teórico-técnico-experiencial.

Parte II

A INTERVENÇÃO EXPERIENCIAL

O conceito de experiência é central na Abordagem Centrada na Pessoa e é, para esta abordagem, o próprio campo da psicologia (ciência) e da psicoterapia (tecnologia). Rogers (1975) define "experiência": "tudo que é suscetível de ser apreendido pela consciência". É uma definição puramente denotativa mas que mostra a amplitude e a importância fundamental do conceito. Gendlin (1970) enfatiza o aspecto processual e sentido da experiência: *Experiencing is the process of concrete, bodily feeling, which constitutes the basic matter of psychological and personality phenomena.* Entretanto, uma definição mais atual e menos ambígua do conceito nos é dada por David Wexler (1974): *Feeling they are not things, devoid as substantive information, but are generate in the process of organizing such information* — definição perfeitamente compatível com a teoria e a prática atual da Abordagem Centrada na Pessoa; veja-se Zinring (1974). Não é nossa intenção discutir aqui o conceito de experiência (isto é feito em profundidade na obra citada acima), mas simplesmente frisar sua importância e centralidade.

Nesta parte tomaremos o conceito de experiência em seu aspecto de experiência de sentimentos, sentimentos que são gerados na relação entre as pessoas. Em outras palavras, entre o conjunto do que pode ser apreendido pela consciência (conforme Rogers), interessa-nos particularmente o subconjunto dos sentimentos que são gerados sempre no relacionamento interpessoal. O termo "experiência" e "experiencial" significará, daqui por diante, sempre experiência de sentimentos. Chamaremos "processo experiencial" ao constante fluir da experiência na medida da interação interpessoal. Estas conceituações são um tanto genéricas, mas estão de acordo com a teoria e atendem às exigências e à natureza (técnica) desta obra.

A partir do que foi exposto acima, podemos definir a intervenção experiencial na psicoterapia como "a comunicação do psicoterapeuta que focaliza o processo experiencial do cliente modificando-o em algum sentido: enriquecendo-o (ajudando), ou empobrecendo-o (prejudicando)". Para uma discussão mais aprofundada e atual da intervenção psicoterapêutica na Abordagem Centrada na Pessoa, veja-se, por exemplo, Wexler A. David — *A Cognitive Theory of Experiencing, Self-Actualization, and Therapeutic Process* (1974).

É a intervenção experiencial, portanto, o instrumento básico do psicoterapeuta. Também na supervisão ela tem a mesma relevância. Porém, é usada diferentemente nas duas situações.

Funções da intervenção experiencial na supervisão

Já vimos que a função experiencial na supervisão é predominantemente organizadora da psicoterapia. Neste parágrafo veremos como se realiza esta função.

Tomaremos a situação de psicoterapia tal como a descreve Rogers (1975): para que ocorra o processo terapêutico são necessárias e suficentes três condições básicas: congruência do psicoterapeuta, empatia deste em relação ao cliente e consideração positiva incondicional (chamaremos aqui simplesmente "incondicionalidade") em relação ao cliente. Para a situação de supervisão acrescentaremos mais uma: a abertura à experiência (Rogers, 1975).

A intervenção experiencial funciona, facilitando cada uma destas condições, como veremos a seguir. Antes porém é conveniente agruparmos estas condições, tomando por base suas diferenças e semelhanças, da seguinte maneira:

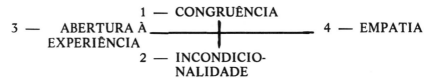

A facilitação das condições psicoterapêuticas através da intervenção experiencial se dá como segue:

Na condição 1 (congruência) — reorganizando os conceitos que o psicoterapeuta supervisando tem a seu próprio respeito, suas discrepâncias, contradições e conflitos. São intervenções do tipo:

Exemplo 1: S — ...o fato de esse cliente ser muito mais velho do que você o deixa pouco à vontade?

Exemplo 2: S — ...parece que o que ela lhe disse deixou-o muito confuso... ou coisa assim?

T — É, realmente, eu senti muita pena dela e isso me deixou muito confuso, sem saber o que fazer...

Na condição 2 (incondicionalidade) — reorganiza os conceitos rígidos que o terapeuta possa ter em relação ao seu cliente e que impedem de aceitá-lo ampla e profundamente. São intervenções do tipo:

Exemplo 3: S — Você está me dizendo que percebe sua cliente como pessoa dócil, mas da maneira como a descreve me parece que ela é pessoa muito agressiva.

Exemplo 4: S — As suas intervenções me dão a impressão de que você está mais empenhado em tranqüilizar seu cliente do que em seguir com ele para ver o que significa essa situação para ele...

Exemplo 5: S — Você está muito frustrado porque seu cliente parece não levar nada a sério?

Na condição 3 (abertura à experiência) — organizando os novos conceitos que são gerados na relação psicoterapêutica. São intervenções do tipo:

Exemplo 6: S — Tenho a impressão que foi muito significativo para você o momento quando ela lhe disse que você era sua última esperança.

T — É... sim... realmente foi... foi mesmo...

S — Percebo que você está realmente emocionado... Como se sente?

T — Não é muito claro... uma espécie de responsabilidade: ao mesmo tempo que me assusta, me estimula...

Na condição 4 (empatia) — organizando os novos conceitos e os já existentes no sentido da dimensão profundidade. São intervenções do tipo:

Exemplo 7: T — Ele estava muito inquieto, não parava um segundo.

S — Inquieto como?

T — Não sossegava, se mexia muito, mudava de lugar... falava muito rápido...

S — Sim, mas como você o sentia, o que era isso... essa inquietação?

T — Não sei bem... uma espécie de ansiedade...

S — Como "espécie de ansiedade"?

T — Sim... talvez ele estivesse muito assustado com a intensidade da depressão por que passou...

As condições 1 e 2 são compostas de conceitos já existentes no psicoterapeuta e que se referem ao próprio psicoterapeuta (congruência) ou ao cliente (incondicionalidade). As condições 3 e 4 são compostas de novos conceitos, em relação ao próprio psicoterapeuta (abertura à experiência), e novos conceitos e maior acuracidade dos mesmos em relação ao cliente (empatia).

Na condição 1 podemos distinguir a congruência do psicoterapeuta enquanto pessoa, aspecto geral, e a congruência do psicoterapeuta enquanto psicoterapeuta, aspecto particular. Este segundo aspecto, da condição 1, assim como a condição 3, é integrado por conceitos que dizem respeito ao próprio psicoterapeuta e só podem ser trabalhados efetivamente em supervisão e em uma relação muito próxima e pessoal entre supervisor e supervisando, para que possam ser devidamente percebidas e aprofundadas.

Na condição 4 podemos distinguir dois níveis: o da percepção empática e o da resposta empática. Esta condição, em seu primeiro nível, percepção empática, e a condição 2, são integradas por conceitos que dizem respeito à experiência do psicoterapeuta em relação ao seu cliente e, além de poderem ser trabalhados efetivamente em supervisão, podem ser trabalhados com muito proveito em situações tipo reunião clínica, estudo de casos, e até em leituras de entrevistas psicoterapêuticas. Poderão mesmo ser muito enriquecidas com a leitura de textos literários de autores que abordam com profundidade a experiência humana.

A condição 1 em seu segundo aspecto, a congruência do psicoterapeuta enquanto psicoterapeuta, e a condição 4, também em seu segundo aspecto, a resposta terapêutica, obviamente só podem ser efetivamente trabalhadas na situação de supervisão de psicoterapia. Quanto às condições 2 e 3, elas devem estar presentes na situação de supervisão e podem ser trabalhadas com grande proveito nesta ocasião. Entretanto, elas também podem ser trabalhadas eficazmente, fora da supervisão, em grupos de encontro ou em psicoterapia individual ou de grupo e às vezes é necessário que assim seja, quando o tratamento delas se torna uma sobrecarga para a supervisão, da mesma forma como a condição 1 em seu primeiro aspecto.

Limites da intervenção experiencial na supervisão

Como já vimos anteriormente, na introdução deste capítulo, a supervisão tem limites bem mais estreitos que a psicoterapia. Neste parágrafo consideraremos estes limites, ou seja, os limites da intervenção experiencial na supervisão e os consideraremos em suas dimensões básicas: extensão e profundidade.

É difícil estabelecer os limites da área a ser coberta com intervenções experienciais. Em princípio, é possível colocar estes limites onde permita a relação supervisor-supervisando. Entretanto, algumas considerações sobre o assunto poderão nos ajudar a colocar estes limites de maneira consciente, de forma a tornar a supervisão mais proveitosa. Se tomarmos a relação psicoterapeuta-cliente como centro e a vida do psicoterapeuta como contexto, quanto mais longe do centro colocarmos os limites da supervisão, maior "área" da vida do psicoterapeuta estaria implicada na supervisão, vale dizer, na sua atividade psicoterapêutica. Mas, naturalmente, existe um ponto ótimo a partir do qual a supervisão tende a se "diluir" se dele se afasta no sentido da ampliação, ou tende a se empobrecer se se afasta no sentido contrário, da restrição. Podemos tomar como regra prática o seguinte: é importante abordar na supervisão qualquer característica do psicoterapeuta que tenha implicação direta com a relação psicoterapêutica que mantém com seu(s) cliente(s). Por exemplo, achamos perfeitamente adequadas intervenções do tipo:

Exemplo 8: S — Tenho a impressão que você está tomando este cliente como um desafio do qual tem de prestar contas a seus colegas; isto faz sentido para você?

Exemplo 9: S — Parece que você recusa, quase sistematicamente, todas as minhas intervenções em relação a este cliente. Está difícil nós nos entendermos a respeito dele. Você sente assim?

E achamos inadequadas intervenções do tipo:

Exemplo 10: S — ...acho que isso que você está me dizendo tem a ver com sua relação com seu pai, não?

A diferença entre esta última e as anteriores, exemplos 8 e 9, está na direção da intervenção: julgamos oportunas as intervenções que, mesmo "distantes" da relação psicoterapêutica, trazem a atenção do psicoterapeuta para ela; enquanto julgamos inoportunas as intervenções que apontam em outras direções.

Quando a relação supervisor-supervisando se estreita muito e, portanto, seus limites são colocados muito "perto" da relação psicoterapêutica, empobrecendo-a experiencialmente, a comunicação do supervisor tende a tornar-se pesadamente técnica, consistindo em recomendações do que deve e do que não deve ser feito; do que deve e do que não deve falar etc. (O empobrecimento da relação entre supervisor e supervisando, naturalmente, facilita o controle do primeiro em relação ao segundo. Vide capítulo IV.) Esta forma é mais eficaz naturalmente na criação de robôs. O inverso, quando os limites são colocados muito "distantes", faz a supervisão tornar-se muito "diluída", na qual o cliente fica esquecido "atrás" da experiência do psicoterapeuta.

Se devemos nos preocupar em estabelecer os limites da extensão da supervisão para que ela não se distancie demasiado da relação psicoterapeuta-cliente, perdendo de vista o último, essa preocupação não existe quanto à profundidade — quanto mais profunda melhor. Vamos examinar por que é assim. A profundidade na supervisão é tratada no capítulo III.

Aprofundar significa tornar cada vez mais fino o processo de discriminação e integração da experiência (processo experiencial), tornando-o cada vez mais rico.

Para que haja maior profundidade na supervisão e, portanto, favorecer a psicoterapia neste aspecto, é necessário que na supervisão sejam trabalhados os aspectos constituintes da relação psicoterapêutica propriamente dita — a acuracidade dos conceitos em relação ao cliente (empatia) e a compatibilidade ou harmonia dos conceitos do psicoterapeuta em relação a ele mesmo enquanto psicoterapeuta (congruência); e as condições prévias à psicoterapia — a ampliação da experiência, ou seja, os novos conceitos que o psicoterapeuta pode manejar (abertura à experiência) e a flexibilidade e amplitude dos conceitos em relação ao cliente (incondicionalidade).

Portanto, a profundidade na supervisão tem um duplo aspecto: a profundidade das intervenções centradas no cliente, as condições 2 e 4, e as intervenções centradas no psicoterapeuta, as condições 1 e 3. Em relação às primeiras, o aprofundamento fica na dependência da profundidade de percepção do psicoterapeuta e na quantidade e qualidade do "material" que traz à supervisão e na profundidade das intervenções e comentários do supervisor. Entretanto, estas intervenções e comentários não devem consistir, obviamente, em mero exercício intelectual. Eles devem ser um esforço no qual supervisor e psicoterapeuta, juntos, tentam entender (sentir) de maneira mais ampla e profunda possível a experiência do cliente (trazida pelo psicoterapeuta), a partir de suas próprias experiências. Estas intervenções e comentários devem ser a complementação, a confirmação e a expansão da experiência psicoterapêutica direta. São intervenções ou comentários do tipo:

Exemplo 11: S — Eu tenho a impressão de que essa moça está muito conflituada entre uma necessidade de liberdade, de autonomia, de viver sua própria vida e... como que pena da família... e ao mesmo tempo... talvez ressentimento dessa família à qual se sente presa... O que você acha disso?

Em relação às segundas, as condições 1 e 3, centradas no psicoterapeuta, o aprofundamento da supervisão fica na dependência da

36

profundidade da relação supervisor-supervisando, ou seja, na abertura à experiência e na congruência que ambos são capazes de realizar nesta relação.

Entretanto, já vimos que a relação de supervisão é uma relação mais limitada que a relação psicoterapêutica, por sua própria natureza, e é funcional que assim seja. Porém, se ela deve ser mais limitada em extensão, não tem porque o ser em profundidade. A excessiva ampliação em extensão faz perder de vista o cliente, como já vimos; mas o aprofundamento é feito na relação de supervisão, portanto, nunca se perde dela. É justamente na mais profunda intimidade da experiência humana que se forma o verdadeiro psicoterapeuta e é a familiaridade com esta situação que o torna capaz de ajudar efetivamente o outro.

Parte III

O PROCESSO DA SUPERVISÃO

O referente das teorias psicoterápicas é a relação psicoterapêutica em seu processo. Os aspectos individuais que mudam durante o processo em questão são referentes das teorias da personalidade e do desenvolvimento. As teorias psicoterápicas são, portanto, tecnologias derivadas de suas respectivas teorias da personalidade e do desenvolvimento. Assim, podemos dizer, como Bunge (1974), que as teorias psicoterápicas são teorias tecnológicas porque têm como referente uma situação artificialmente criada e com um objetivo preciso; enquanto as teorias da personalidade e do desenvolvimento são teorias científicas porque têm como referentes um "objeto" natural — a personalidade e o processo do desenvolvimento psicológico.

Um objeto natural, por mais que se delimite teoricamente, na prática é sempre inesgotável. O mesmo não acontece com um objeto artificial que pode ser precisamente delimitado e exaustivamente explanado. Tal é o caso da relação terapêutica e das técnicas que condicionam seu adequado emprego, a supervisão. Entretanto, vale ressaltar que, embora delimitada e objetiva, a supervisão é como uma janela, que também concreta e delimitada, pode abrir-se para um horizonte infinito.

A partir da objetividade da supervisão é possível traçar o processo através do qual ela se desenvolve — objetivo desta parte.

O desenvolvimento da supervisão e suas fases

O processo da supervisão na Abordagem Centrada na Pessoa se desenvolve de maneira típica em, fundamentalmente, três fases que seguem sempre na mesma ordem. A constância no ordenamento das fases é decorrente, segundo nosso ponto de vista, das características da abordagem em apreço e sua metodologia. É uma ordem que não é dada em princípio, mas que se torna necessária à medida que se realiza, por uma questão, a nosso ver, de "lógica situacional" (Popper).

Primeiramente descreveremos sucintamente as fases para depois comentar cada uma delas. As fases são:

I — Técnica centrada no terapeuta e teórica centrada no cliente. Vale assinalar que "técnica centrada no terapeuta" não significa que a psicoterapia deixe de ser "centrada na pessoa". O primeiro título refere-se a uma fase da supervisão e não conflita com o segundo, assim como os seguintes;

II — Experiencial centrada no psicoterapeuta e no cliente e teórica centrada no cliente;

III — Experiencial centrada no cliente.

Comentários

1.º — O processo da supervisão se inicia geralmente com predominância das intervenções didáticas técnicas do supervisor e centradas no psicoterapeuta. É o "como fazer". Por exemplo: procurar fazer intervenções curtas, evitar "discursos"; ficar atento ao significado mais do que ao conteúdo da comunicação do cliente etc. Além dessas, predominam também nesta fase as intervenções didáticas teóricas centradas no cliente. Elas têm por objetivo a compreensão teórica do cliente pelo psicoterapeuta. É trazer a teoria à realidade da situação psicoterapêutica, onde então pode ser realmente integrada pelo supervisando.

2.º — Com o desenrolar da fase I, ou seja, com a apropriação da técnica pelo psicoterapeuta e maior familiaridade com o uso da teoria na compreensão e explicação dos fenômenos psicológicos ocorrentes na relação psicoterapêutica, gradualmente a intervenção do supervisor muda.

3.º — O início da fase II consiste nas intervenções experienciais centradas no psicoterapeuta visando a adaptação à técnica. A apropriação da técnica, iniciada na fase I, se firma com a adaptação do supervisando a esta forma de ser, absolutamente singular, a psicoterapêutica, através de profunda acomodação (no sentido piagetiano) afetiva. Essa acomodação pode ser muito facilitada pelo supervisor através destas intervenções. Neste exato momento do processo, surgem as intervenções experienciais centradas no cliente, visando dar significado experiencial às intervenções didáticas, teóricas, ou à compreensão teórica do terapeuta, ocorrida na fase anterior.

4.º — Com o amadurecimento desta fase passam a ser feitas intervenções experienciais centradas no psicoterapeuta e no cliente visando à relação psicoterapêutica propriamente dita. Isto acontece na medida em que o supervisando assimila a técnica e a teoria, experiencialmente.

5.º — A fase II é ultrapassada quando há incorporação da técnica, portanto, desaparecimento gradual das intervenções experienciais centradas no psicoterapeuta visando à adaptação deste àquela; e a incorporação da teoria, portanto, desaparecimento gradual das intervenções experienciais centradas no cliente objetivando à significação experiencial da teoria.

Neste ponto, passam a ser mais importantes as intervenções experienciais centradas no psicoterapeuta, tendo por finalidade a apropriação da "atitude terapêutica" em seu sentido mais profundo, assim como das intervenções experienciais centradas no cliente visando à compreensão experiencial deste pelo psicoterapeuta.

6.º — O progresso para a fase III acontece pelo desaparecimento gradual das intervenções experienciais centradas no supervisando, portanto, pela apropriação da "atitude terapêutica" em nível profundo e pelo crescimento das intervenções experienciais centradas no cliente, visando à compreensão experiencial mais extensa e profunda deste pelo psicoterapeuta. A este ponto nós chamamos de "decolagem" do psicoterapeuta: ele prescinde de supervisão sistemática e precisará dela, eventualmente, pelo resto da vida profissional.

Resumindo: na fase I — predomínio das intervenções didáticas. Função: "como fazer"; "como entender".

Na fase II, início, predomínio das intervenções experienciais centradas no psicoterapeuta. Função: adaptação à técnica, e centrada no cliente. Função: dar significado experiencial à teoria.

Na fase II, no fim, predomínio das intervenções experienciais centradas no psicoterapeuta e no cliente, visando à apropriação da "atitude terapêutica" em nível mais profundo.

Na fase III, o predomínio é das intervenções experienciais centradas no cliente, visando à compreensão experiencial dele em nível mais profundo pelo psicoterapeuta.

Aqui se fazem necessárias algumas observações:

a) Assim como está descrito o processo da supervisão, pode dar impressão de algo mecânico a ser "aplicado" ao supervisando. Entretanto, não é este o caso. Nosso esforço é o de descrever o mais sucinta e precisamente possível este processo. Entendemos que o ponto mais importante na supervisão é a possibilidade de o supervisor facilitar e encorajar a criação de um estilo próprio, pessoal, de ser psicoterapeuta, em seu supervisando.

b) O processo da supervisão, como já vimos, não altera a ordem de suas fases. Pode acontecer, entretanto, que o tempo de duração em cada uma delas seja muito diferente para diferentes supervisandos. Por exemplo, para certos supervisandos muito afinados com o pensamento e com a posição existencial de Rogers, a passagem pela primeira e segunda fases pode ser muito rápida.

c) O processo acima descrito acontece quando, evidentemente, não há nenhuma dificuldade interferindo em seu desenrolar. As dificuldades podem alongar muito o processo, como podem até mesmo paralisá-lo, dependendo da seriedade delas e da maneira como a relação supervisor-supervisando lida com elas. A seguir examinaremos em linhas gerais esta problemática.

Dificuldades mais freqüentes no desenrolar do processo

Na fase I, uma atitude muito autoritária por parte do supervisando, decorrente de uma posição de "dono da verdade", ou de descrença nas pessoas, por exemplo, pode dificultar muito a adoção da "atitude não-diretiva", ou seja, da técnica. Aqui o trabalho do supervisor deve ser profundo, a nível experiencial e teórico, para possibilitar uma possível reestruturação do psicoterapeuta. Pode ser necessária a recomendação de que o psicoterapeuta participe ou de um grupo de encontro, ou de psicoterapia de grupo ou individual. Isto, naturalmente, se estiver claro para o psicoterapeuta que ele quer realmente se fundamentar na Abordagem Centrada na Pessoa ou, mais genericamente, em uma orientação humanista-existencial.

Na fase II, a dificuldade pode surgir na adoção da "atitude terapêutica", em nível mais profundo, tal como um comportamento, até muito técnico, porém superficial, tendente a ser "mecânico". Ou ainda, pode haver uma aceitação em nível superficial razoavelmente integrada da técnica, porém, mais profundamente experienciada de maneira contraditória. Este é o caso mais difícil para o supervisor, na medida em que possa ser percebida como "independência", portanto, como algo desejável. Entretanto, independência e dificuldade podem e devem ser diferenciadas na relação supervisor-supervisando: a primeira é sempre a ultrapassagem dos aspectos ou teóricos ou técnicos, ou ainda, práticos, da abordagem, ou todos em conjunto, com contribuição positiva que leva a ampliação do seu referencial. A segunda é a não apropriação da abordagem psicoterapêutica em sua extensão e profundidade; é ficar aquém e não ir além do que ela oferece. É neste momento também que surgem as "dissidências", ingênuas e superficiais.

Na fase III o tipo de dificuldade é aquele em que o terapeuta se pergunta: "mas 'só' a compreensão experiencial do cliente é bastante?" É o momento em que o psicoterapeuta percebe que seu instrumento de trabalho é "apenas" sua sensibilidade e sente necessidade de maior amparo, de maior sustentação. Neste ponto do processo é comum o psicoterapeuta buscar outras abordagens para se assegurar, para se apoiar. Nesta fase da supervisão em que o trabalho se dirige predominantemente à compreensão experiencial do cliente e ocorre este tipo de dificuldade, vale a pena o supervisor se questionar sobre a profundidade de sua compreensão do processo que lhe traz o supervisando. Será que o supervisor está sendo suficientemente seguro de sua compreensão e a está passando a seu supervisando? É natural que a insegurança ou a superficialidade do supervisor influa em seu supervisando.

Aqui vale lembrar que a fase III nunca é ultrapassada, ela se prolonga indefinidamente. A compreensão experiencial do cliente (a empatia) sempre se enriquece, tornando-se instrumento cada vez mais fino e profundo.

Estas são as dificuldades básicas, naturalmente outras podem surgir, pelas mais variadas circunstâncias, e por isso mesmo, é muito difícil prevê-las.

A supervisão em âmbito universitário

O processo em exposição nos permite fazer alguns comentários sobre a supervisão de psicoterapia no contexto universitário que podem ser importantes em certos casos.

Em nossa experiência no contexto universitário, o processo da supervisão termina no início ou mais no fim, o que é menos freqüente, da segunda fase, sem contudo ultrapassá-la. Assim acontece pelos motivos que passamos a expor.

Uma das razões pelas quais o processo da supervisão é interrompido na circunstância apontada é objetiva. É uma questão de tempo. O processo da supervisão não pode ser apressado de nenhuma forma, ele tem de fluir em seu próprio ritmo, e nas universidades não há tempo para isso.

Outra razão é mais subjetiva e diz respeito à motivação do aluno. Ele busca uma experiência como psicoterapeuta e mais especificamente, talvez, nesta forma especial de psicoterapia. Ele não busca, nem isso seria possível no contexto atual de nossas universidades, a formação como psicoterapeuta, mas coisa bem mais modesta, e possível. Ele busca um contato com esta forma de trabalho. A tentativa enganosa de formar psicoterapeutas nos cursos convencionais de psicologia, além de estar condenada ao fracasso, é uma deturpação da proposta da Universidade, na medida em que esta propõe uma visão "universalizada" da psicologia, portanto, não setorial. Acrescente-se a isto o fato de que o aluno supervisando busca o estágio nas clínicas universitárias com o fim de aumentar seu leque de escolhas e não fechá-lo.

A última razão refere-se à própria natureza do processo da supervisão. No início da fase II o supervisando já se apropriou da técnica, que ocorreu durante a primeira fase, e já trabalha sua adaptação experiencial a ela, em nível mais superficial. Por outro lado, trabalha com o supervisor no sentido de operacionalizar experiencialmente a teoria. Portanto, o supervisando já tem dados bastantes, conhecimentos sobre o procedimento psicoterapêutico nesta abordagem, para orientar sua escolha, isto é, sentir a ressonância ou não desta orientação psicoterápica em si próprio.

Se o processo prossegue um pouco mais, com o tratamento experiencial da relação psicoterapeuta-cliente, o supervisando terá maior conhecimento sobre o trabalho, mas que não trará nada de fundamental que não tivesse no início da fase, já que este trabalho começa antes desse momento. Entretanto, não terá sofrido, desnecessariamente, a passagem mais difícil que é a da adaptação mais profunda às atitudes terapêuticas, que ele neste momento é até capaz de intuir claramente.

Se o processo prossegue um pouco mais, com o tratamento experiencial da relação psicoterapeuta-cliente, o supervisando terá um conhecimento um pouco maior do trabalho na Abordagem Centrada na Pessoa. Mas não será muito significativo, pois que ele já o experienciou antes; será só um pouco mais profundo. Entretanto, e este ponto é importante, não terá sofrido ainda, e desnecessariamente, a apropriação da "atitude terapêutica" em nível mais profundo, que muitas vezes pode ser difícil e desgastante e que ocorreria na passagem da segunda para a terceira fases. Este segmento do processo por suas características, deve ser enfrentado por aqueles que desejarem realmente trabalhar nesta orientação, pelo menos como ponto de partida. A um aluno que faz um estágio para ter contato com o trabalho de Rogers, deve ser poupada esta parte.

A colocação da supervisão de psicoterapia no âmbito universitário como está feito acima, não acarreta, necessariamente, prejuízos concretos no processo psicoterapêutico dos clientes. Se tomarmos a psicoterapia, na Abordagem Centrada na Pessoa, como um "início", e não como um "fim"; como uma reorientação existencial, e não como um "treinamento" de vida, podemos afirmar que, no nível de desenvolvimento a que o psicoterapeuta pode chegar dentro da universidade, ele pode dar uma ajuda substancial e significativa a seu cliente. Naturalmente não é o processo ideal, mas uma limitação que se nos apresenta e com a qual devemos lidar da melhor forma possível.

O treinamento prévio

Os métodos de formação de psicoterapeutas podem ser divididos em duas categorias gerais, a saber, os métodos didáticos e os métodos experienciais. Eles têm funções diferentes porém complementares. Entre os primeiros podemos apontar o grupo de estudos, o estudo de caso, a reunião clínica, as dramatizações, os filmes etc. No segundo grupo estão a psicoterapia individual ou de grupo, o grupo de encontro, ou outras formas correlatas. Existem certas técnicas que são ao mesmo tempo didáticas e experienciais; destacamos a supervisão e o grupo operativo, de J. Bleger.

Geralmente os psicoterapeutas que trabalham na formação de novos psicoterapeutas têm se esforçado por criar métodos e técnicas que facilitem o início da prática psicoterapêutica, que é sempre difícil. Estes métodos têm por objetivo tornar o iniciante mais seguro e familiarizado com a situação psicoterapêutica antes de ter contato real com o cliente. São técnicas que se particularizam visando a um momento específico no processo de formação do psicoterapeuta, que é aquele em que ele pela primeira vez vai estar com um cliente. Portanto, não são técnicas que possam abranger todo o processo de formação, como a supervisão ou o grupo de estudo, por exemplo. Isto não significa que a preocupação com este momento deve ser minimizada, porque se trata de um momento. Significa que: a) devemos dar a devida importância a este momento, porém a formação do terapeuta não termina aí, pelo contrário, vai muito além; b) devemos ter visão crítica dessas técnicas e avaliar seu verdadeiro alcance.

Resumindo, tanto pode ser excessiva a importância atribuída aos primeiros contatos como psicoterapeuta, quanto pode ser excessivo o alcance dado às técnicas que pretendem preparar estes contatos. Estes dois enganos costumam andar juntos.

Como vimos através da descrição do processo da supervisão, ela *começa* realmente a partir do primeiro contato do psicoterapeuta com seu cliente. A partir daí um longo processo decorre. Não há porque atribuir tanta importância a este momento: ele é o começo de um processo interminável de aperfeiçoamento.

Quanto às técnicas que se propõem a minimizar o primeiro impacto da situação psicoterapêutica, elas se situam, segundo nossa distinção proposta no início deste parágrafo, nos métodos didáticos. Isto porque os métodos experienciais lidam com a realidade do aqui e agora, não com o futuro, e também não são técnicas que "ensinem" comportamentos específicos. Assim sendo, as técnicas que chamamos de "treinamento prévio" se limitam a apenas uma parte da metodologia disponível. É importante, parece-nos, ter em mente esta limitação. As técnicas que compõem os métodos didáticos, por mais habilmente que sejam usadas, nunca poderão substituir os métodos experienciais propriamente ditos. As técnicas de dramatização, por exemplo, que são muito usadas no treinamento prévio, *dramatizam* uma situação experiencial.

44

Entre as desvantagens da situação dramatizada, citaremos apenas uma, que julgamos das mais importantes. É com relação à *profundidade* da situação psicoterapêutica, que nunca poderá ser dramatizada — pela própria artificialidade da técnica. As técnicas de dramatização permanecem sendo sempre situações em "duas dimensões", por mais habilmente que sejam usadas, como já dissemos antes.

É preciso ficarmos atentos para não estarmos treinando "dramatizadores".

O mais importante em nossa opinião é que o psicoterapeuta que inicia sua atividade profissional tenha neste momento supervisão muito atenta, próxima e sistemática. Assim, toda a tensão do início poderá ser revertida em rica e profunda experiência, ao invés de procurarmos minimizá-la artificialmente.

Parte IV

A SUPERVISÃO DE PSICOTERAPIA EM GRUPO

A supervisão de psicoterapia é uma situação muito complexa, envolvendo o relacionamento interpessoal em contexto de grande densidade emocional. Compreende atividades em três níveis diversos: técnico, teórico e experiencial. Estes níveis devem ser articulados de maneira harmoniosa para que nenhum deles predomine em detrimento dos demais. Já nos referimos a este equilíbrio no Capítulo II, Parte I, Conclusão e não vamos nos deter mais nele. Queremos, outrossim, examinar no presente trabalho um aspecto que complica ainda mais a complexa situação da supervisão: quando ela se dá em grupo.

O grupo, como todos sabemos, tem características muito pregnantes que se impõem quase que independentemente da tarefa específica a que ele se propõe. A tarefa — supervisão de psicoterapia — com sua extrema complexidade, enseja a geração de situações e movimentos grupais muito ricos e que tanto podem ajudar quanto prejudicar seus objetivos.

Esta parte tem o propósito de discutir alguns pontos desta problemática e principalmente chamar a atenção para sua existência.

As características do grupo de supervisão

Os grupos possuem características gerais que se manifestam independentemente de quaisquer outras circunstâncias. Estas características básicas foram inicialmente estudadas por Kurt Lewin, que cunhou o termo "Dinâmica dos Grupos", e posteriormente este estudo continuou através de seus inúmeros discípulos.

Lewin definiu o "grupo" a que se refere a "Dinâmica dos Grupos", como aqueles em que as pessoas interagem face a face. Num grupo desta natureza existem sempre certas características: objetivo, ou uma hierarquia de objetivos (nos grupos mais complexos); estrutura, que pode ser, além da informal (no caso dos grupos informais), a formal — um organograma, como em uma empresa, por exemplo; pressão, que impele os integrantes do grupo a agir conforme certas regras (que podem também ser formais ou informais), e, por fim, a coesão, força que mantém os membros do grupo dentro do grupo, que os une entre si. Uma outra característica, que foi posteriormente acrescentada por Cattell, muito importante, é a "sintonia" (*syntality*): quando existe um grupo, no sentido de Lewin, todos os seus integrantes estão "sintonizados" num sentimento que é comum aos membros do grupo, variando, naturalmente, a intensidade com que cada um "sintoniza".

Não vamos nos alongar no estudo destes conceitos que são por demais conhecidos — vide por exemplo: *Teoria de Campo em Ciência Social*, de K. Lewin; *Dinâmica de Grupo — Pesquisa e Teoria*, de D. Cartwright e A. Zander; *The Handbook of Social Psychology*, vol. Four, de Gardner Lindzey e Elliot Aronson; *The Primary Group*, de Dexter C. Dunphy, obras clássicas no campo.

Além das características que são comuns a todos os grupos, os de supervisão, por sua natureza própria, possuem peculiaridades importantes que iremos discutir mais adiante. A seguir examinaremos como as características gerais antes citadas se mostram no grupo de supervisão.

Objetivo

O objetivo do grupo de supervisão, que é integrar as informações oriundas do grupo de estudos e as da prática psicoterapêutica, à primeira vista não tem porque organizar um grupo cooperativo: não existe objetivo grupal, e sim objetivos pessoais, dos integrantes individualmente. Por outro lado, também, o objetivo não cria clima competitivo, na medida em que todos podem ter igualmente êxito. Entretanto, visto de maneira menos superficial, notaremos que, pelo menos mediatamente, o grupo é competitivo: seus integrantes vão trabalhar na mesma área, da mesma forma, com a mesma clientela. Esta competição potencial (pós-grupal) pode refletir-se imediatamente no grupo de supervisão. Pode acontecer também, a partir de certo momento, que o grupo perceba que a cooperação é muito importante no êxito do grupo. Neste momento existe no grupo um clima contraditório, conflitante, entre os fatores que levam à competição e aqueles que levam à cooperação.

Porém, tão importante quanto esta situação é a maneira de lidar com ela. Para que o grupo viva positivamente esta situação é necessário, naturalmente, que o supervisor perceba, esteja sensível a ela, mas sem se envolver, no sentido de participar dela.

Estrutura

O grupo de supervisão tem uma liderança natural e *a priori*, que é a do supervisor. A liderança do supervisor deve ser considerada sob dois prismas: 1.º quanto à tarefa "supervisão" — examinar com cada integrante, e com o grupo como um todo, o trabalho terapêutico que estão realizando e ajudá-los teórica, técnica e experiencialmente; 2.º quanto ao trabalho grupal em si — facilitar o progresso grupal, intervindo neste nível, fazendo aflorar seus mecanismos e sentimentos menos claros. Este trabalho, que parece freqüentemente esquecido, deve ser feito sem que o grupo deixe de ser um grupo de supervisão, como dissemos em outra parte: sem que mude de nível, ou seja, passe a ser grupo de encontro ou de psicoterapia etc., o que prejudicaria obviamente a supervisão.

A liderança ou a estrutura do grupo de supervisão deve estar de acordo com a orientação do enfoque terapêutico no qual se fundamenta a supervisão. Na Abordagem Centrada na Pessoa, por exemplo, a qual orienta este trabalho, a liderança será naturalmente "não diretiva". Aqui cabe observar que, como supervisão não é psicoterapia e uma diferença importante entre elas é o aspecto didático que existe na supervisão, é por esta fresta que podem entrar muitas vezes atitudes autoritárias do supervisor que fatalmente confundirão o grupo. É, pois, necessário que o supervisor esteja atento também à sua própria liderança.

Outro ponto a ser notado é que, num grupo, mesmo autoritário, a liderança flutua. Num grupo de liderança não diretiva, mais ainda esta flutuação é livre, necessária e faz parte da supervisão e do processo grupal. Isto nos leva à constatação de dois fenômenos importantes: quando a liderança é exercida por aquele integrante do grupo que está se saindo melhor como psicoterapeuta, na opinião do próprio grupo (e também na do supervisor), e quando é exercida por aquele que está tendo maiores dificuldades. Este fenômeno é mais significativo quando a liderança tende mais para os membros com mais dificuldades — não para um deles, mas para o subgrupo de mais dificuldades — ou ao contrário, para o subgrupo que está melhor.

O fato de não existir superposição entre sucesso como psicoterapeuta e exercício da liderança do grupo mostra, a nosso ver, a presença, entre os integrantes, de objetivos outros além do aperfeiçoamento pessoal como psicoterapeuta e que interfere com este. Se a supervisão é uma tarefa perfeitamente clara, com seus limites nítidos, e o grupo se propõe a cumprir esta tarefa, é natural que as pessoas que melhor estão desempenhando a tarefa liderem o grupo neste trabalho. Portanto, quando o grupo aceita lideranças que não são deste tipo, e por conseguinte interfere com seus objetivos, isto denuncia a existência de outros objetivos, não claros, que podem (e certamente o farão) prejudicar o processo grupal. Neste caso o trabalho do supervisor deve ser, como nos outros casos, ajudar o grupo a trazer à luz estes objetivos "piratas" e, eventualmente, ultrapassá-los.

Por último, neste rápido apanhado, examinaremos as expectativas do grupo em relação ao supervisor.

O supervisor é o líder natural do grupo de supervisão e não deve declinar desta posição (com o pretexto da "não diretividade" — não diretividade não é liderança omissa). Sendo assim, o supervisor é o depositário de muitas expectativas por parte do grupo. Estas expectativas vão desde o nível mais superficial, mais óbvio, até os níveis mais profundos e menos claros. Desde saber como o supervisor faria em seu lugar, até fundir-se com ele ou esperar dele a mágica de lhe evitar toda e qualquer dificuldade.

Um dos trabalhos mais difíceis e importantes do supervisor no grupo de supervisão é facilitar a expressão das expectativas menos claras, mais recônditas, as quais podem interferir decisivamente no processo da supervisão, esterilizando-o. A dificuldade específica que o supervisor pode encontrar nesta conjuntura é com relação às suas necessidades de ser idealizado, idolatrado etc. Tal é a importância deste fenômeno que se deve usar, no processo de formação de psicoterapeutas, um trabalho grupal, como o grupo operativo, para lidar com estas expectativas, aliviando, assim, a supervisão do peso total delas, sem contudo, nunca isentá-la totalmente.

Pressão

Sendo a pressão a força oriunda das normas grupais, exercida no sentido de o grupo agir de maneira determinada em certas circunstâncias, o primeiro ponto que surge é em relação à "escola" psicoterapêutica adotada pelo grupo. A pressão grupal é exercida no sentido de homogeneizar o desempenho dòs psicoterapeutas em relação aos princípios aceitos filosófica, teórica e tecnicamente. O segundo ponto é: este tipo de pressão, aceito "oficialmente", pode misturar-se com outros tipos de pressão, que agem no sentido de levar o grupo a conformar-se com normas menos claras e que até podem prejudicar o trabalho da supervisão.

Com relação ao primeiro ponto, há que se conhecer a fonte da pressão: se dos princípios filosóficos e teóricos que orientam o trabalho psicoterapêutico; se do supervisor; se do próprio grupo (incluindo o supervisor); ou ainda das três fontes ou qualquer combinação delas. O mais importante, entretanto, é a funcionalidade da pressão: se ela é um balizamento saudável, funcionando como um farol que orienta os "navegantes"; ou como "patrulha ideológica" punindo as dissidências. Neste caso, o grupo de supervisão perdeu a sua mais importante função: facilitar a criação do estilo pessoal de cada psicoterapeuta.

Com referência ao segundo ponto, no qual o grupo cria suas normas próprias, implícitas, e pressiona a si próprio no sentido de cumpri-las, há o mesmo risco que no caso anterior, agravado por terem as normas, das quais deriva a pressão, caráter sub-reptício, portanto mais difícil de ser detectado. Para exemplificar este tipo de norma, podemos citar: "ninguém pode sobressair no grupo"; "temos de ser um grupo 'homogêneo'"; "ninguém pode questionar ninguém, só o supervisor"; "ninguém pode errar, somos todos ótimos"; "o supervisor está sempre certo (ou sempre errado)" etc.

Tanto no primeiro quanto no segundo caso, estas pressões devem ser trazidas à luz, discutidas, entendidas e eventualmente superadas.

Coesão

A coesão, tal como as demais características dos grupos, pode ter efeito facilitador do desenvolvimento grupal ou efeito contrário. A forte coesão do grupo como resposta às inseguranças advindas das interrogações que fazem parte desse momento é, naturalmente, contraproducente. É o caso, por exemplo, daquele grupo que tende a "fundir" a personalidade de seus integrantes, dificultando o desenvolvimento das peculiaridades e estilos pessoais. Aqui a "diferença", seja ela qual for, é perigosa, fragiliza o grupo.

Por outro lado, a coesão é importante no sentido de dar "individualidade" (não fusão) ao grupo, criando um núcleo familiar onde os componentes se sintam à vontade para vivenciarem profundamente esta experiência *sui generis* que é a psicoterapia. Aqui a "diferença" é enriquecedora, fortalece o grupo.

Ambas as situações citadas se diferenciam na medida em que na segunda a coesão é a resultante da estima e importância que cada pessoa tem pela outra; na primeira, a coesão é uma forma de autoproteção de um grupo muito inseguro; é de fora para dentro, ao contrário da segunda que é a de dentro para fora.

O último aspecto geral dos grupos que citamos, a sintonia, nós a veremos adiante, onde nos parece melhor situada.

O processo grupal da supervisão

Neste parágrafo examinaremos alguns pontos que, independentemente das características gerais comentadas, são peculiares ao grupo de supervisão especificamente.

A supervisão ocupa um lugar central na formação do psicoterapeuta, ela se situa entre a teoria, o grupo de estudos, e a prática, o atendimento psicoterapêutico. É por ter esta posição que a supervisão deve funcionar integrando as informações que vêm da teoria com as que vêm da prática. A supervisão é o local onde se dá a integração dos métodos didáticos com os métodos experienciais, como chamamos em outro lugar, os dois métodos básicos na formação do psicoterapeuta.

Visto desta forma, o grupo de supervisão é um lugar de confluência de duas fontes de informação muito importantes. Ao mesmo tempo, o trabalho realizado pelo psicoterapeuta é feito fora deste grupo. Assim, o grupo de supervisão é um lugar de defluência do trabalho psicoterapêutico, mas que, todavia, volta ao grupo para ser supervisionado.

Este rápido e esquemático quadro do funcionamento da supervisão nos mostra um aspecto central dela: a supervisão não *cria* informações nem transmite *novas* informações, predominantemente; ela integra, organiza, sistematiza e, principalmente, dá condições para que os supervisandos assimilem e estruturem as informações didáticas e experienciais, à sua própria maneira, criando assim seu estilo pessoal. Aqui vale uma ressalva, o procedimento técnico é próprio da supervisão, ou seja, é na supervisão que ele é especificamente tratado. Mas ainda assim, podemos tomá-lo como "maneira de fazer", portanto, como forma de lidar com informações e não uma nova informação.

Resumindo, o grupo de supervisão lida com informações externas e tem como finalidade a organização dessas informações, seu processo interno. Para que o grupo de supervisão cumpra a sua finalidade é necessário:

I) Que haja sintonia fácil entre as pessoas do grupo para que as informações, principalmente as experienciais, sejam percebidas, assimiladas e estruturadas. Uma sintonia difícil faz com que se perca parte dessas informações, superficializando a supervisão;

II) Que os integrantes tenham lugar próprio para criar, especular, fantasiar etc., para deixarem à supervisão suas próprias tarefas;

III) Que as informações, tanto didáticas quanto experienciais, fluam livremente sem restrições de qualquer espécie — tais como tabus, preconceitos, "defesas" etc.

A estas condições nós chamamos de capacidade de reflexão do grupo: quanto maior for, mais o grupo será produtivo.

Além do poder de reflexão do grupo, e relacionado com ele, mas que deve ser visto especificamente, está o poder terapêutico do grupo. Consiste na capacidade de o grupo ajudar-se terapeuticamente. Uma condição prévia que possibilita a ajuda mútua é a sintonia, vale dizer, é a condição de o grupo perceber a necessidade de cada um de seus componentes; é perceber sua angústia, sua confusão etc., e percebê-la como sendo do grupo (este componente afetado é o seu porta-voz). Entretanto, este é só o primeiro passo, perceber não é ajudar. É necessário que o grupo tome esta angústia como sua e assim a trate. É ter "abertura à experiência" capaz de englobar as vivências do grupo como um todo e deste modo "trabalhá-las" psicoterapeuticamente. Porém, se deve ter em vista que o grupo de supervisão não é um grupo de psicoterapia. Nele, como vimos, o objetivo é a integração de informações que lhe são externas. Podemos dizer que a terapêutica do grupo de supervisão é integradora e não construtora, como sói ser a psicoterapia, como a centrada na pessoa. Trocando em miúdos, a terapêutica que entendemos ser útil e necessária, e que cabe nos grupos de supervisão, enquanto tais, é aquela que consiste na facilitação da percepção clara e profunda das dificuldades pessoais de seus membros, no que diz respeito ao seu trabalho como psicoterapeutas. Daí, cabe a cada um deles, individualmente, lidar com elas das maneiras que lhes pareçam próprias. Entendemos que o grupo de supervisão não é lugar próprio para lidar com dificuldades que não sejam aquelas que se refiram imediatamente à assimilação e integração da atitude terapêutica. Trabalhar qualquer outro tipo de dificuldade é perda de tempo, no que tange à supervisão.

Examinaremos agora mais detidamente do que fizemos antes a produtividade do grupo de supervisão, ponto da maior importância. Chamaremos de produtividade do grupo a capacidade deste desenvolver o estilo pessoal psicoterapêutico de seus membros. Estilo pessoal é aquela maneira própria, individual, de alguém ser psicoterapeuta. É na situação psicoterapêutica mesma que ela nasce e é na supervisão que ela se aperfeiçoa, se burila, se enriquece. O grupo de supervisão é particularmente favorável a este desenvolvimento (mais do que a supervisão individual), porquanto cada supervisando que o integra tem contato com outros estilos. A facilitação grupal do desenvolvimento do estilo pessoal se dá na medida em que — 1) haja fina sintonia entre seus membros; onde a expressão de cada integrante é percebida em suas nuances mais sutis e possa então ser discutida, analisada e integrada; 2) haja aceitação real e incondicional entre os componentes do grupo; 3) haja liberdade e estímulo à busca da identidade própria de cada um.

O último ponto que consideraremos neste trabalho é, naturalmente, o fim do grupo de supervisão. O grupo de supervisão com caráter sistemático, como ocorre nos programas de formação de psicoterapeutas, tem duração limitada, tal como a própria formação. Existe o fim previsto para ele, momento importante, sobre o qual faremos algumas considerações, mas que, em absoluto, não esgotam o assunto.

O fim do grupo de supervisão será tão rico e significativo quanto foi seu desenrolar.

O fim do grupo representa, ao mesmo tempo que a perda do grupo, o ganho da autonomia; ao mesmo tempo que a perda da "proteção" da supervisão, o ganho da identidade de psicoterapeuta; enfim, a perda de algo concreto, familiar, e o ganho de um porvir incerto, difícil, mas altamente realizador.

Este momento exige muito do grupo e é importante, em nossa maneira de ver, que a separação não seja a negação do grupo (forma mais fácil da separação), mas a valoração realista do grupo — é a única bagagem que cada integrante levará em sua nova etapa.

Em resumo: o grupo de supervisão de psicoterpia é a referência que o psicoterapeuta em formação tem no seu trabalho. Neste momento, extremamente delicado, em que uma pessoa se inicia no complexo e exigente trabalho de compreender profundamente as pessoas, é de fundamental importância o grupo que lhe dá respaldo. E, naturalmente, a importância pode ser positiva ou negativa, tanto pode ajudar quanto prejudicar. Para que prevaleça o primeiro caso, é necessário que haja continuidade entre a situação psicoterapêutica e o grupo de supervisão, ou pelo menos, que não haja discrepâncias significativas. Exemplificando, o psicoterapeuta em sua função deve estar muito atento, disponível, presente. Mas se o seu grupo é omisso, desatento e ausente, como pode ser referência a este psicoterapeuta?

O grupo de supervisão deve ser capaz de vivenciar, enquanto grupo, as condições básicas que são prescritas à psicoterapia.

CAPÍTULO III

A PROFUNDIDADE NA SUPERVISÃO

Neste capítulo é proposto um índice de aproveitamento da supervisão de psicoterapia, e conseqüentemente da psicoterapia, que seja possível observar durante a própria supervisão. Isto equivale a dizer: que fuja dos índices convencionais de "êxito" psicoterapêutico, de "melhoras" do cliente, ou de "crescimento" do psicoterapeuta etc. Índices estes, em primeiro lugar, muito ambíguos e vagos, com os quais os supervisores podem consolar-se eternamente. Em segundo lugar, são constatados, quando são, muito a longo prazo, portanto não permitindo as correções que se fizerem necessárias imediatamente.

Um tal índice deve ter condições de ajudar supervisor e supervisando a se situarem tanto em relação à produtividade do trabalho da dupla psicoterapeuta-cliente, quanto em relação à produtividade do trabalho da dupla supervisor-supervisando. Sendo assim, servindo igualmente aos dois níveis, ele serve realmente a uma reflexão conjunta do trabalho que ambos estão fazendo.

Outra característica deste índice é que a avaliação por ele permitida é de um aspecto central da psicoterapia e da supervisão. É possível com ele avaliar-se supervisão e psicoterapia em seus objetivos essenciais.

O índice em referência é a "profundidade", com o qual pode-se avaliar tanto a psicoterapia realizada pelo supervisando com seu cliente, quanto a supervisão que está ocorrendo entre supervisor e supervisando.

No primeiro parágrafo discutiremos a questão da profundidade em ciência em geral e em psicoterapia. Discutiremos ainda a profundidade em supervisão e a problemática da supervisão vista pelo ângulo da profundidade. Examinaremos também neste parágrafo a relação entre profundidade e extensão no trabalho de supervisão. No segundo parágrafo é abordada a questão da profundidade como objetivo da supervisão. Tratar-se-á de pontos tais como: o aprofundamento real e aparente da psicoterapia e da supervisão; o perigo da ênfase no "treinamento de técnicas"; o "sentir profundamente"; a atitude "investigatória" etc. No terceiro e último parágrafo serão discutidas as condições necessárias à atitude de busca do aprofundamento na supervisão.

A profundidade

A profundidade é o desiderato básico da ciência e o progresso da ciência é o aprofundamento do conhecimento da natureza. Excetuando-se alguns setores das ciências mais jovens onde existe ainda uma filosofia que prega que *a* ciência é a do observável, ou ainda, em outros setores destas mesmas ciências que confundem profundidade com antiguidade, toda ciência moderna é profunda (Bunge, 1974). Com isso se quer dizer que a vanguarda da ciência atual trata de aspectos da natureza que estão muito distantes do nível da observação direta.

Como mostra Bunge (1974/1976) a evolução de uma ciência vai da simples coleção e classificação de partes da natureza até às teorias representacionais, passando pelas teorias de "caixa preta". A teoria de caixa preta é um avanço em relação à classificação, porquanto estabelece correlações entre entrada e saída de um determinado sistema. Neste tipo de teoria existem fenômenos que marcam a entrada no sistema e fenômenos que marcam a saída. Entretanto, as transformações entre entrada e saída, os processos que transformam umas nas outras, são ignorados (daí serem chamadas de teorias de caixa preta). Estas teorias são chamadas também de fenomenológicas porque tanto entrada quanto saída são fenômenos, ou seja, observáveis.

Nas teorias de caixa translúcida ou representacionais, os processos internos, inobserváveis, que transformam as entradas em saídas (observáveis) são hipotetizados (daí serem chamados de caixa translúcida).

Dessas considerações conclui-se que as teorias representacionais ou de caixa translúcida são mais profundas que as teorias de caixa preta ou fenomenológicas, por penetrarem a estrutura de seus referentes. As teorias fenomenológicas permanecem na superfície, no nível dos fenômenos observáveis (Bunge, 1976).

Em psicoterapia consideramos que a forma de entender o conceito de profundidade seja a mesma da ciência em geral. Entretanto, por razões práticas, é importante colocarmos a noção de profundidade em dois níveis: teórico e prático. Uma coisa é a profundidade que uma teoria psicoterápica pode alcançar na elucidação dos processos psicológicos; outra coisa é a profundidade que um psicoterapeuta pode alcançar na relação com seu cliente, tendo como respaldo teórico esta mesma teoria psicoterápica.

Esta distinção se faz necessária quando o trabalho com a teoria passa da experimentação (do laboratório) à aplicação (em nosso caso, ao consultório). No primeiro caso, do trabalho em laboratório, esta distinção não faz sentido: a profundidade de uma teoria é aquela que ela é capaz de verificar experimentalmente. No segundo caso, do consultório, a distinção é válida porquanto o limite da profundidade teórica pode não ser o da sua aplicação. Exemplo: a teoria de Rogers, em sua segunda fase (Hart, 1970), era uma teoria tipicamente de caixa preta. Rogers (1957) descrevia as condições necessárias e suficientes para que ocorresse o processo psicoterapêutico — as condições de entrada. Dadas estas condições, ocorria um processo que tinha como resultado uma série de constatações experimentais, a saída. Entretanto, o processo que transformava a primeira condição na segunda não era explicitado na teoria. Porém, isto é importante, este processo transformador se dava na, ou era a relação psicoterapeuta-cliente. Portanto, neste momento o psicoterapeuta está, em termos de profundidade, trabalhando além da teoria. Por outro lado, o mais comum é encontrarmos trabalhos extremamente superficiais com a teoria de Rogers, ou seja, muito aquém de suas possibilidades.

Colocada esta distinção, poderemos entender que a profundidade na relação psicoterapêutica é alcançada na medida em que o psicoterapeuta é capaz de, junto com o cliente, levantar hipóteses quanto aos processos internos que o cliente está vivendo na relação psicoterapêutica e, aprofundando, conseqüentemente, a hipotetização de processos cada vez mais profundos. Inversamente, a superficialidade é mantida quando o psicoterapeuta focaliza apenas ou as informações de saída — as palavras ditas pelo cliente, sua postura, seu tom de voz etc. — ou as informações de entrada — fatos, sentimentos, experiências, enfim, anteriores ao que está sendo comunicado no momento presente. Existe ainda uma terceira forma de superficialidade que é uma aparente profundidade, que consiste em o psicoterapeuta insistir no processo interno sem que haja condição para a sua compreensão: a situação em foco não está madura para ser colocada à luz.

Resumindo, privilegiar qualquer dos três momentos é perder de vista o processo global e redunda fatalmente em superficialização.

Antes de estendermos esta forma de enfocar o problema da profundidade na relação psicoterapêutica à relação de supervisão, devemos assinalar distinções importantes entre estas duas formas de trabalho.

Como já assinalamos, a presença do cliente é um fator importante de diferenciação em relação à psicoterapia — nesta não existe nenhuma pessoa com a importância que tem o cliente para a supervisão. O supervisor é de certa forma responsável pelo cliente e principalmente quando a supervisão é realizada no âmbito universitário, com não formados. Existe, também, na supervisão o aspecto didático que a distingue essencialmente da psicoterapia.

A profundidade em supervisão

Ambos os fatores acima citados são importantes no exame da profundidade na supervisão. Em relação ao primeiro, o supervisor deve ter em vista a profundidade da relação psicoterapêutica e a profundidade na relação de supervisão. Elas são independentes, o ideal, naturalmente, é que sejam igualmente profundas. Em relação ao segundo fator, deve haver profundidade tanto do ponto de vista teórico, quanto do ponto de vista experiencial.

Partiremos deste esquema e examinaremos os problemas mais freqüentes.

A) A falta de profundidade teórica e experiencial do supervisando na terapia

Com relação à falta de profundidade teórica, a solução é clara: grupo de estudos. O grupo de estudos é fundamental como espaço para colocação teórica das dificuldades surgidas no atendimento e na supervisão. Na supervisão devem ser discutidos aspectos teóricos mas com o fim de um entendimento imediato — não é lugar para discussão teórica, a menos que perca sua característica mais importante: a integração das informações experienciais, vindas da relação psicoterapêutica, com as informações teóricas, vindas do grupo de estudo, através da técnica.

Com relação à falta de profundidade experiencial, a solução é muito mais difícil que a anterior. Porém, uma forma de entendê-la melhor é aumentar a profundidade na supervisão. Pelo aprofundamento da relação de supervisão é possível entender o tipo de dificuldade que o supervisando está vivendo na sua relação com o cliente e, eventualmente, superá-la. Estas dificuldades podem ser predominantemente relativas aos processos de formação do psicoterapeuta, por exemplo, um cliente mal escolhido; insuficiência técnica; clima institucional adverso, onde se realiza a formação etc., ou relativas à pessoa do psicoterapeuta. Em qualquer das alternativas existem remédios (falíveis) à disposição: na primeira, a modificação dos fatores responsáveis pela dificuldade; na segunda, um trabalho psicoterapêutico com o psicoterapeuta. Em último caso, a interrupção da formação deste psicoterapeuta.

B) A falta de profundidade do supervisando na supervisão

A superficialidade na supervisão encobre sempre coisas graves, no mínimo a superficialidade na psicoterapia: se a supervisão é superficial, como avaliar a profundidade da psicoterapia? É necessário que a supervisão seja, pelo menos, tão profunda quanto a psicoterapia. E é necessário também que esta profundidade seja experiencial e teórica, a conjunção destes dois aspectos permite que a supervisão possa passar em profundidade a psicoterapia e, ao mesmo tempo, facilitar o aprofundamento desta.

Só a maior profundidade na supervisão pode: I) penetrar as motivações mais profundas do psicoterapeuta, esclarecendo-as, enriquecendo-as, questionando-as; II) transformar as técnicas em procedimentos significativos experiencialmente, ao invés de comportamentos estereotipados, desvitalizados; III) mostrar claramente o processo da supervisão em todas as suas fases ou a evolução do supervisando na construção da sua forma pessoal de ser psicoterapeuta; IV) torná-la um espaço significativo na vida do supervisando, capaz de iluminar este início tão difícil e às vezes desalentador. Enfim, só a maior profundidade na supervisão pode fazer com que o psicoterapeuta tenha, desde o início, o privilégio de uma profunda relação psicoterapêutica com seu cliente.

C) A profundidade "intuitiva"

Um problema difícil de lidar na supervisão é, justamente por não parecer problema, o que poderíamos chamar de "profundidade intuitiva". É o caso em que existe profundidade experiencial, tanto na terapia quanto na supervisão, mas não existe profundidade teórica. Nestas circunstâncias, psicoterapia e supervisão desenvolvem-se a contento e, todavia, notam-se, por exemplo, coisas como uma intervenção do psicoterapeuta totalmente fora de propósito em uma sessão que até então foi produtiva; em outro momento, uma incongruência gritante ou ainda um comportamento não terapêutico etc. etc. Estes "lapsos" costumam passar desapercebidos ou não considerados, tendo-se em vista a sessão como vinha decorrendo antes e como se seguiu a este momento. Até que uma intervenção desastrosa ponha em risco todo o trabalho psicoterapêutico. Entretanto, se estes "lapsos" podem ocorrer casualmente, existe um aspecto do problema que é constante: quando instado a explicar conceitualmente seu procedimento, o psicoterapeuta fica "perdido". Estas são pessoas sensíveis, empáticas, capazes de relacionamento profundo, porém despreparadas teoricamente. Falta a elas a crítica racional de sua atuação: são "intuitivas". Poderíamos dizer, parafraseando Piaget, que falta "reversibilidade" em sua ação. Estas pessoas tendem a prolongar indefinidamente a supervisão sistemática ou a interrompem bruscamente, sem o necessário amadurecimento. Parece que não está clara para elas a função do processo da supervisão.

D) A discrepância entre a visão profunda (do cliente) e a resposta superficial

Este caso é muito freqüente: o psicoterapeuta relata na supervisão contato profundo com o cliente mas a resposta psicoterapêutica é superficial, às vezes contrastando muito o que é percebido com o que é transmitido.

O aprofundamento da supervisão poderá mostrar se é esta uma atitude muito cautelosa do psicoterapeuta, ou tímida e insegura. Neste caso estes aspectos devem ser trabalhados na supervisão. Ou pode mostrar também a falta de expressividade do psicoterapeuta, independente dos aspectos anteriormente citados. Aqui pode ser recomendado o trabalho com um especialista em expressão corporal, ou correlato, que facilite e enriqueça a expressão do psicoterapeuta. Achamos mesmo que este trabalho é importante para os psicoterapeutas em geral, ainda que não exista o problema.

Esta lista de problemas não se propõe, evidentemente, a esgotar o assunto. Deve ser tomada apenas como ilustração das relações entre psicoterapia e supervisão, vistas sob o ângulo da profundidade.

Como alguns dos "remédios" acima citados poderão ser procurados dentro da própria supervisão e alguns fora, é importante considerarmos claramente os limites da supervisão dentro de nossa perspectiva.

A profundidade como objetivo da supervisão

Por tudo que já vimos, não é exagero afirmar que a profundidade, ou melhor, o aprofundamento, deve ser o objetivo básico da supervisão. Sem o aprofundamento não há progresso nem na supervisão nem na psicoterapia; o aprofundamento é o próprio progresso, confunde-se com este. Quando se deixa de lado conceitos ingênuos e vagos como os de "cura", "melhora", "crescimento" etc., se tem necessidade de conceitos mais objetivos e contrastáveis, como o de aprofundamento.

Se tomarmos a supervisão por sua vertente didática, como já nos referimos anteriormente, nela o conceito de profundidade pode auxiliar muito, orientando, inclusive, a formação do psicoterapeuta.

Por exemplo: devemos guardar certas reservas com relação aos chamados exercícios, dramatizações e correlatos, no treinamento do psicoterapeuta. Em primeiro lugar, o aprofundamento aqui não é verdadeiro, como o nome indica é fictício; é a profundidade vista em duas dimensões. Em segundo lugar, não estão presentes as emoções que ocorrem sempre que acontece o aprofundamento verdadeiro. Portanto, para que sejam colocados em perspectiva real, os exercícios são úteis, quando são, apenas se disserem respeito a aspectos igualmente superficiais da psicoterapia — não se pode "treinar" uma relação profunda. De modo contrário, podem criar no supervisando atitude que mais atrapalha do que ajuda em sua formação.

A ênfase no treinamento das técnicas pode levar o supervisando a, ele próprio, dar mais ênfase nas técnicas: a psicoterapia são as técnicas psicoterápicas; quando a ênfase deve situar-se no inverso: na psicoterapia se usam técnicas psicoterápicas. Dizendo de outro modo: as técnicas psicoterápicas não levam ao aprofundamento da relação psicoterapêutica; o que leva ao aprofundamento da relação é a empatia, e esta não é uma técnica.

A experiência de relacionamentos profundos é que pode ser benéfica à formação do psicoterapeuta e pode ser vivida pelo supervisando em grupos de encontro e psicoterapia, e deve ser vivida na supervisão. O sentir profundamente não se parece em nada com a perspicácia, a habilidade em achar "coisas escondidas", a atitude investigatória, "racional" etc. Sentir profundamente outra pessoa é facilitar o processo de construção da profundidade dela.

Condições necessárias ao aprofundamento em supervisão

Não se pretende aqui esgotar o assunto (senão colocaríamos: e Suficientes), mas queremos expor algumas direções gerais que se têm mostrado importantes na prática.

A supervisão será tanto mais profunda quanto mais o supervisor possa estar disponível a seu supervisando. Esta disponibilidade tem, entre outras, as seguintes condições:

A) A supervisão é uma situação na qual o supervisor está preparando uma pessoa para, mais de perto ou mais de longe, competir com ele. Esta situação é inequívoca. Porém, a situação é mais complicada: o sucesso como supervisor, que naturalmente é procurado pelos supervisores, implica em melhores competidores. Isto pelo fato de que todo supervisor é e deve ser psicoterapeuta.

Esta situação deve estar bem clara para o supervisor que também deve estar muito bem posicionado diante dela para que não se torne realmente conflitiva, superficializando, imediatamente, a relação de supervisão. O propósito da supervisão deve estar suficientemente integrado e congruente com o supervisor para que não se altere mesmo diante de um supervisando talentoso, por exemplo. O supervisor não deve sentir-se ameaçado pelo supervisando; caso se sinta, esta ameaça não deve interferir no processo da supervisão.

B) O trabalho psicoterápico é um trabalho extremamente difícil e a formação do psicoterapeuta igualmente difícil. A atitude estimulante do supervisor é, portanto, fator de peso considerável, e é tanto mais necessária quanto mais difícil seja a situação do supervisando. É muito fácil ser estimulante quando o processo terapêutico flui bem. Este fato em si já é estimulante. É importante que o psicoterapeuta seja estimulado quando é pouco talentoso, apático, assustado, "defensivo", confuso etc. Aqui é muito importante a disponibilidade do supervisor.

C) O aventurar-se em uma relação psicoterapêutica, dentro da Abordagem Centrada na Pessoa, "não diretiva", é uma situação inquietante; é uma viagem sem mapa; é uma construção sem planta; é um ir sem objetivos previstos. Nestas condições é importante a segurança e serenidade do supervisor. Obviamente estas não devem ser mera representação; se forem, o resultado será o oposto, tornará o supervisando mais inseguro. A tranqüilidade do supervisor advém da crença na liberdade da pessoa humana, portanto no seu supervisando e no cliente dele. A crença de que ele, supervisor, é capaz de criar uma relação livre com seu supervisando, mesmo nos momentos mais críticos. É a convicção profunda de que a liberdade é o único solo capaz de sustentar o desenvolvimento verdadeiro da pessoa. Essa segurança do supervisor pode passar realmente ao supervisando e é a melhor coisa que ele pode passar.

D) Todo processo em seu início é titubeante, incerto, necessitando de correções e mudanças. As pessoas, quando iniciam um processo de formação de psicoterapeuta (na Abordagem Centrada na Pessoa ou na Abordagem Humanista), trazem formas de relacionamento social, quotidiano, que devem ser radicalmente mudadas na relação com o cliente. Naturalmente estas mudanças só podem acontecer ao longo do tempo, à custa de muito esforço, correções, enganos, perplexidades. O supervisor deve sentir-se muito livre para questionar, discutir, problematizar a atuação do supervisando, tanto quanto seja necessário. Sempre, porém, resguardando um aspecto essencial: o estilo pessoal do supervisando. A menos que ele queira formar autômatos. Isto, como a maioria das coisas, é mais fácil falar do que fazer. É fundamentalmente a capacidade de criticar sem que junto vá, sub-repticiamente, uma regra de como fazer as coisas "certas", que freqüentemente é esperada, desejada, exigida, pelo supervisando. É a capacidade de o supervisor recusar a admiração a preço barato.

Estas condições, entre outras, como já foi assinalado no início deste parágrafo, são facilitadoras do aprofundamento da relação de supervisão, possibilitando então a avaliação e aprofundamento da relação do supervisando com seu cliente.

A profundidade na psicoterapia de grupo e no grupo de encontro

A maneira de compreendermos a profundidade no trabalho com grupo não difere da maneira como a compreendemos no trabalho individual. Entretanto, alguns ajustamentos são necessários: no caso do grupo, este é o cliente e não o participante individual. O reposicionamento do cliente, da psicoterapia individual, a pessoa, para a psicoterapia de grupo ou grupo de encontro, o próprio grupo; muda, naturalmente, o enfoque do psicoterapeuta. No primeiro caso, como vimos, o esforço do psicoterapeuta é compreender, empatizar com a pessoa, em seus processos internos mais básicos. No segundo caso, a atenção do psicoterapeuta está ligada aos processos internos do grupo enquanto grupo; a compreensão de cada integrante é a compreensão do grupo, porquanto este é o grupo, enquanto parte dele.

Com relação à supervisão, a atenção do psicoterapeuta ou facilitador e supervisor deve ser a compreensão experiencial e teórica dos processos internos do grupo, vividos por cada membro e ao mesmo tempo por todos. (Vide capítulo V.)

Tal como o cliente individual, o aprofundamento do trabalho com grupos percorre os mesmos passos. De maneira geral (em seguida faremos distinções entre grupo de psicoterapia e grupo de encontro), num primeiro passo, o grupo expressa sentimentos que podem ser mais ou menos claros e que, portanto, podem necessitar de mais ou menos atenção e clarificação. Num passo seguinte, sentimentos anteriores podem vir à luz e ser experimentados e discutidos pelo grupo. Anteriores aqui não significa necessariamente remotos, que não aconteceriam, por exemplo, num grupo de encontro (vide capítulo V); significa que são precedentes em nível de profundidade. O passo seguinte pode ser o estabelecimento de relações entre os sentimentos vivenciados no primeiro passo com os experimentados no segundo passo. O último passo no processo de aprofundamento, como no caso individual, é a explicitação e elaboração pelo grupo do processo interno através do qual os sentimentos presentes no segundo passo se transformaram nos do primeiro passo. Este é o momento mais sutil e delicado do grupo — este passo do processo não se mostra como os anteriores, ele é vivenciado internamente por cada membro individualmente, mas é o processo mais profundo do grupo enquanto tal. Ele não se expressa, ele só pode ser percebido, pelo psicoterapeuta ou facilitador, em si próprio. Em outras palavras, ele não é *observável*, enquanto os três anteriores o são. Sendo assim, o psicoterapeuta ou facilitador não poderá expressá-lo: poderá apenas, reconhecendo-o, em primeiro lugar, nao dificultar o contato de cada integrante com ele; em segundo lugar, favorecê-lo, tornando mais ricos os passos que o antecedem.

Voltando à supervisão, podemos dizer que o ponto capital do aprofundamento do trabalho dà supervisão com grupo é a reflexão do supervisor sobre o ponto acima examinado. Se o psicoterapeuta ou facilitador não chegar a esse ponto de profundidade com o grupo, podemos afirmar que a experiência do grupo não foi completa, no sentido de uma renovação e reestruturação significativa em seus integrantes; é uma experiência inconclusa.

Para tornar mais claro o processo de aprofundamento do trabalho com grupos, acrescentaremos, em primeiro lugar, que ele foi mostrado didaticamente. Na realidade, seus passos não ocorrem de maneira tão ordenada, ainda que possam ser identificados. Em segundo lugar, o aprofundamento ocorre em níveis, ou seja, quando o grupo vivencia o quarto passo, novos sentimentos podem ser expressos pelo grupo — 1.º passo — (mas em nível mais profundo que o anterior) que pode passar ao segundo passo, que pode levar ao terceiro e quarto passos, e assim por diante. O aprofundamento que descrevemos ocorre quando estão presentes uma série de circunstâncias a que damos o nome de "disponibilidade do grupo", entre as quais é fundamental a "abertura à experiência" do psicoterapeuta ou facilitador.

É importante agora fazermos a distinção entre o aprofundamento no grupo de psicoterapia e no grupo de encontro. O que dissemos anteriormente refere-se aos grupos em geral. Entretanto, algumas coisas são mais nítidas nos grupos de encontro e outras no grupo de psicoterapia, ainda que o processo básico seja o mesmo. No grupo de encontro, por suas características, o processo grupal é muito mais nítido e o aprofundamento também, não só pela interligação desses fatores, mas também porque o processo básico nele é interno; é o próprio relacionamento interpessoal dentro do grupo. Assim, o aprofundamento da experiência grupal fica encerrado no próprio grupo. No grupo de psicoterapia o processo é predominantemente menos característico. As pessoas trazem suas experiências, vividas individualmente, para o grupo — então elas são elaboradas pelo grupo enquanto grupo. Aqui fica clara, parece, esta distinção entre as duas formas de trabalho: o grupo de encontro trabalha predominantemente a experiência gerada dentro do próprio grupo; o grupo de psicoterapia trabalha predominantemente a experiência externa de seus integrantes a qual é trazida para o grupo.

No caso do grupo de psicoterapia, o aprofundamento da experiência grupal consiste na profundidade da experiência individual com a qual o grupo pode lidar efetivamente. Em outras palavras, à medida que o grupo aprofunda o nível do relacionamento entre seus membros, ele é capaz de elaborar, de maneira rica e significativa, as experiências individuais (externas) que lhe são trazidas; e, à proporção que estas experiências são vivenciadas em grupo, seu processo de aprofundamento prossegue. O processo de aprofundamento é vivo quando a experiência externa é vivida com profundidade no grupo, ou seja, quando há interação estimulante entre experiência externa e interna.

A supervisão detalhada de cada uma dessas situações veremos no capítulo V.

CAPÍTULO IV

OS MODELOS TRANSITIVO E INTRANSITIVO DE SUPERVISÃO DE PSICOTERAPIA

As pessoas, ao atuarem na realidade com um próposito definido, agem sempre seguindo um esquema ou modelo mais ou menos claro. A clareza do modelo seguido independe da clareza do propósito: um propósito muito nítido pode ser perseguido de maneira atabalhoada e inconsistente. A desvantagem fundamental da não clareza do modelo de atuação é a sua não corrigibilidade. Desde que os procedimentos ditados pelo modelo não são nítidos, eles não podem ser corrigidos: não são nítidos, logo não são previsíveis, donde não podem ser contrastados com os resultados obtidos, sejam eles positivos ou não. O comportamento torna-se aleatório e nem os êxitos nem os fracassos podem realimentar o modelo não claro.

Aqui cabe apontar uma confusão muito freqüente, que é a seguinte. Confunde-se modelo definido com rigidez e, conseqüentemente, modelo não claro com "flexibilidade". Falamos em modelo não claro, pois *ausência* de modelo significa *caos*; significa comportamento desconexo. Portanto, o que se discute é se o modelo deve ser mais claro ou mais obscuro. O modelo mais claro é mais corrigível e, naturalmente, mais flexível. O modelo menos claro é menos corrigível, mais lento em suas mudanças, logo, menos flexível.

Outro caso são as pessoas se "agarrarem" a um modelo, independentemente de seus resultados — isto nós entendemos como "rigidez". Mas aqui o problema não é do modelo, mas sim de quem se agarra a ele, por conseguinte, foge ao tema deste texto.

Neste trabalho discutiremos dois modelos fundamentais de supervisão de psicoterapia: o modelo transitivo e o modelo intransitivo. Primeiramente discutiremos a natureza de cada um destes modelos e em seguida discutiremos como se mostram na supervisão.

O modelo

Um modelo, na ciência ou na tecnologia, é a reconstrução abstrata, conceitual, de uma parte da realidade. Pode ser um objeto, um fenômeno ou um processo. O modelo consiste, essencialmente, numa reprodução conceitual da realidade, na qual seus aspectos importantes (segundo um critério determinado) e gerais são compostos de maneira organizada, formando um todo coerente. O modelo, portanto, é sempre, uma imagem sintética, imperfeita e simplista da realidade. Ele não é uma "fotografia" da realidade, é uma representação da realidade. (Veja-se Bunge, 1974.)

Transitividade e intransitividade

Chamamos de transitividade ou relação de transitividade aquela relação na qual determinadas propriedades de um indivíduo, objeto, fenômeno ou processo passam (transitam) através de outro (indivíduo etc.) e chegam a um terceiro (indivíduo etc.). Por exemplo, a relação de igualdade é transitiva: se A é igual a B e B é igual a C, então A é igual a C. Inversamente, a intransitividade ou relação intransitiva é aquela na qual nenhuma propriedade de um indivíduo (etc.) passa (transita) através de outro indivíduo (etc.). Por exemplo, a relação de semelhança não é transitiva: o fato de A ser semelhante a B e B ser semelhante a C, não significa que A seja semelhante a C; poderá ser por casualidade.

Levando a discussão acima ao nosso campo, diremos que na supervisão de psicoterapia existem, como modelo de procedimento do supervisor, estas duas formas.

Na primeira, a relação transitiva, a idéia é que o supervisando vai aprender uma série de procedimentos técnicos e usá-los com seu cliente. Além disso, terá de seu supervisor informações teóricas com as quais melhor entenderá seu cliente. A supervisão então é aquele momento em que o supervisando "adquire" os conhecimentos de como ser psicoterapeuta e os leva para a sessão com seu cliente. Os conhecimentos transitam do supervisor para o cliente através do psicoterapeuta.

Evidentemente há implícita neste modelo uma forma de aprendizagem muito simples — em primeiro lugar. É a visão tradicional da aprendizagem como acúmulo de informações, as quais permanecem (na melhor das hipóteses) "guardadas", tais como foram ditadas pelo mestre, na cabeça dos aprendizes. As informações "passam" dos mestres para os alunos, através de seus mestres.

Em segundo lugar — e o que é muito mais grave — é que este modelo é coerente com uma atitude extremamente autoritária, de controle por meio do "ensino". Este ponto será examinado no capítulo seguinte.

Na segunda forma, a relação intransitiva, estima-se que a supervisão seja uma reflexão, cada vez mais profunda, entre supervisor e supervisando no sentido de, juntos, buscarem o significado da experiência vivida pelo supervisando enquanto terapeuta. Os aspectos didáticos, assim como os técnicos, entram como ingredientes deste processo fundamental. Aqui, a supervisão deve ser vista como momento de reflexão e aprimoramento da experiência do supervisando. Um processo que se caracteriza por um movimento de dentro para fora, e não o inverso. Portanto, numa relação intransitiva, os conhecimentos, técnicas, informações, do supervisor não "passam" para o cliente.

O modelo de aprendizagem aqui subjacente é o modelo piagetiano. As informações experienciais e cognitivas (teóricas, técnicas) são transformadas e organizadas em uma estrutura cognitiva e afetiva, através do processo de assimilação e acomodação. As informações são assimiladas a uma estrutura já existente; em seguida, esta estrutura se modifica ao acomodar-se às novas informações, surgindo uma nova estrutura, que vai se acomodar a outras informações, e assim por diante.

A aprendizagem implica em uma mudança estrutural, interna, a qual gerará comportamentos próprios, novos, independentemente do que lhe deu origem. O que o terapeuta vive na terapia com seu cliente * independe do que ele vive na supervisão com seu supervisor.

A supervisão transitiva e intransitiva

Portanto, podemos sintetizar estes dois modelos de supervisão como segue.

No modelo transitivo, por sua própria natureza, como vimos, o supervisor tem meios à sua disposição para verificar o desempenho de seu supervisando. Ele pode examinar até que ponto o supervisando está sendo ou agindo de acordo com o que é esperado, de acordo com o que foi "ensinado" — pela comparação entre o que está acontecendo e o que *deveria* acontecer. Existem procedimentos prescritos que devem ser fielmente observados. Existe mesmo, algumas

---

* Não vem do *supervisor*, é a atualização da *reflexão* vivida com o supervisor e, portanto, uma experiência sempre nova.

vezes, uma forma de pensar (!) e de entender a pessoa (!) que deve ser rigorosamente seguida.

Naturalmente a relação autoritária só pode ser assim se dispõe de meios de controle e de pressão. O modelo transitivo fornece os meios de controle — a verificação do desempenho — e o instrumento de pressão — a "autoridade" do supervisor. A atitude autoritária, como aqui descrita, como toda atitude autoritária, em qualquer campo, é coerente com uma profunda desconfiança da pessoa humana; portanto, completamente incompatível com a Abordagem Centrada na Pessoa.

O modelo transitivo de supervisão é coerente também com a atuação predominantemente didática do supervisor, ou seja, suas intervenções se centralizam em torno das explicações teóricas e de recomendações técnicas, em oposição às intervenções experienciais. Por este mesmo motivo, a atitude do supervisor tende a ser formal: o supervisando deve "adaptar-se" a um modelo preestabelecido. Como conseqüência, a supervisão que segue este modelo é também superficial, na medida em que impõe, de fora para dentro, uma forma de ser.

O processo descrito por uma supervisão deste tipo é um processo linear; é um contínuo no qual o supervisando pouco a pouco vai assumindo "a" forma de ser terapeuta, cumulativamente.

No modelo intransitivo o supervisor não tem em mente uma forma convencional de ser terapeuta que deve ser "transmitida" ao seu supervisando. Esta forma é construída pelo supervisando e a supervisão é um dos setores, importante, naturalmente, nesta construção. Portanto, não é uma atitude autoritária a do supervisor. Além disso, este modelo não fornece nem meios de controle — não existe uma forma padronizada de ser terapeuta com a qual o supervisor possa cotejar o desempenho de seu supervisando — nem instrumento de pressão — o supervisor não é "autoridade"; ele não é "o que sabe".

As intervenções didáticas, teóricas e técnicas do supervisor só fazem sentido com a apropriação experiencial delas por parte do supervisando: o processo da supervisão é fundamentalmente experiencial. Por este motivo mesmo ele é informal: a maneira de atuação terapêutica é uma decorrência do processo construtivo que está ocorrendo no supervisando, este é o principal; aquelas são secundárias. Sendo assim, este é um processo profundo porquanto é um posicionamento existencial que implica em mudanças muito básicas.

O processo que decorre deste modelo de supervisão é um processo por estágios, como já descrevemos em outra parte (capítulo iI, parte 3). Inicialmente, há a apropriação experiencial da técnica e da compreensão teórica do cliente; em seguida, há a construção da atitude terapêutica por um processo experiencial mais profundo do que o da fase anterior. Finalmente, há a ampliação constante da compreensão empática, cada vez mais extensamente e cada vez em níveis mais profundos. Os estágios são nítidos e seguem necessariamente nesta ordem.

Aqui cabem duas observações: 1.ª — descrevemos ambos os modelos em estado de "pureza". Na prática eles podem ter um certo grau de superposição, veremos isto no capítulo seguinte; 2.ª — evidentemente a relação terapêutica é balizada, e deve ser de forma bem clara. Entretanto, uma coisa é ela ser balizada, outra coisa é a padronização total da atividade do terapeuta, transformando-o num robô. O balizamento da relação terapêutica deve servir justamente para dar maior liberdade possível ao terapeuta dentro de seus limites. Neste sentido, é interessante observar que é precisamente a falta de liberdade que leva, muitas vezes, o terapeuta a buscar "outras técnicas" — igualmente recomendadas por alguma autoridade. Entretanto, ao enfatizarmos a necessidade da criatividade do terapeuta, corremos o risco de sermos vistos como incentivadores de uma psicoterapia "caseira", onde o importante é ser "espontâneo"; uma espécie de vale-tudo. Esperamos não estar passando esta idéia da qual discordamos visceralmente.

Resumindo:

Modelo transitivo: supervisor autoritário, controlador, com atuação fundamentalmente didática, formal; processo superficial e linear.

Modelo intransitivo: supervisor não autoritário, não controlador, com atuação fundamentalmente experiencial; processo profundo e por estágios.

Implicações na formação do psicoterapeuta

A supervisão é um dos ingredientes na formação do terapeuta. Pode ser até o mais importante, mas é um deles e, sozinho, não fará muita coisa. O que foi discutido acima pode ser ampliado para o processo de formação do terapeuta, como um todo. Entendemos que os demais componentes do processo de formação de um psicoterapeuta tenham a mesma característica de intransitividade. O grupo de estudos, os estudos de caso, as reuniões clínicas etc., que chamamos em outro lugar de métodos didáticos, devem servir à reflexão e à ampliação da experiência pessoal do formando, e nunca como recomendações a serem seguidas.

Quanto aos métodos que chamamos experienciais, a psicoterapia individual ou de grupo, os grupos de encontro etc., não é necessário dizer que são obviamente intransitivos.

Entendemos, por conseguinte, que toda a formação do psicoterapeuta deve ser intransitiva, vale dizer, toda a postura terapêutica, assim como o estilo pessoal e o significado que o ser psicoterapeuta tem para o psicoterapeuta, deve ser construído livremente por ele próprio, e esta construção é permanente.

Modelo intransitivo e construtivismo

Na introdução, este assunto foi abordado rapidamente; aqui vamos examiná-lo mais em profundidade. Embora não seja este local apropriado à discussão teórica em profundidade, como também já nos referimos, torna-se necessário um momento de reflexão conceitual, ainda que esquemática, para aclarar este importante ponto.

Entendemos o funcionamento afetivo através do mesmo modelo usado por Piaget na compreensão do comportamento inteligente. Este autor considera o conhecimento como uma estrutura, organização, formada pelo que chama de invariantes funcionais: a assimilação e a acomodação, que, de resto, são comuns a todo funcionamento vital. A assimilação é a incorporação de alguma parte da realidade ao organismo; a acomodação é a reorganização da estrutura preexistente à assimilação realizada, tendo como resultado uma nova estrutura. Entende Piaget, também, a inteligência (o processo global) como um instrumento de adaptação ao meio.

Nossa posição é que este modelo é perfeitamente adequado à compreensão do comportamento afetivo (relacionamento interpessoal), ainda que nunca tenha sido colocado desta forma por Rogers ou outro autor dentro da Abordagem Centrada na Pessoa. Aliás, Rogers não nos dá, claramente, um modelo do funcionamento psicológico, ou afetivo, ou emocional. O caráter teleológico da "Tendência Atualizante", pensamos, tem dificultado a percepção desta falta. Entretanto, o modelo piagetiano nos facilita sobremodo a compreensão desta parte, como veremos a seguir. Mas antes voltemos à prática para depois relacionarmos ambas.

A intransitividade da supervisão é compatível com a natureza construtivista com que ela se reveste, da mesma forma que a transitividade lhe é incompatível. O caráter construtivista da supervisão intransitiva se evidencia quando assinalamos que o psicoterapeuta, ao trabalhar com seu cliente, não está comprometido com a supervisão; a supervisão não deve estar "presente" na psicoterapia. É justamente ao sentir-se livre (da supervisão) que o psicoterapeuta pode ser mais pessoal, mais ele mesmo e, assim, desenvolver seu estilo próprio. Estar livre da supervisão, por outro lado, implica em que ele possa voltar-se ampla e profundamente para a situação psicoterapêutica, vivendo-a integralmente. Então, supervisor e psicoterapeuta trabalham (ainda que possa soar desconcertantemente) em supervisão!

Queremos acentuar o fato de que a supervisão não é *da* psicoterapia, mas *sobre* a psicoterapia; como o psicoterapeuta a está vendo, aqui e agora (não lá e então) e vivendo-a numa relação (com o supervisor). As intervenções do supervisor são construtivas porque organizam e criam experiências imediatamente. Elas não são "explicações" de fatos passados, que ajudam o psicoterapeuta a compreender intelectualmente o que ocorreu, nem são normativas, prevenindo situações futuras. As intervenções na supervisão intransitiva lidam com a realidade presente, construindo-a; não se ramificam, nem para o passado, nem para o futuro. Elas ajudam o psicoterapeuta a construir sua experiência como psicoterapeuta, independentemente do conteúdo que possam ter — didáticas ou experienciais. As intervenções construtivas referem-se à forma de ser do psicoterapeuta, com toda a sua tensão e responsabilidade — não são "intelectualizações". Elas marcam o compromisso do psicoterapeuta consigo mesmo; com seus propósitos e objetivos e não com o supervisor.

Retomando agora nosso modelo teórico, acrescentaremos que na relação psicoterapêutica a situação entre psicoterapeuta e cliente é um contínuo processo de assimilação e acomodação no qual cada um vai construindo sua própria estrutura afetiva na medida em que ele vai se construindo entre eles. Na relação de supervisão acontece o mesmo, ou seja, formam-se *novas* estruturas que, assim, podem facilitar novas construções (na relação psicoterapeuta-cliente). A criação dessas novas estruturas se dá *a partir* das que foram criadas na relação psicoterapêutica; não é a intervenção *nessas* estruturas, nem tampouco a intervenção em estruturas que ainda não existem (o aspecto normativo acima referido).

O modelo aqui exposto, ainda que sem uma discussão aprofundada de sua natureza e suas implicações, e de maneira extremamente esquemática, tem por objetivo a explanação um pouco mais minuciosa da prática. Pensamos poder assim justificar esta prática, teoricamente, sem alterarmos a proposta básica desta obra, a saber, a prática da supervisão.

Outra maneira de colocarmos a questão, de forma mais geral e imediata, mas para nós insatisfatória, é argumentando que a supervisão, tanto quanto a psicoterapia, deve ser não diretiva. É incoerente tentar formar a atitude não diretiva no psicoterapeuta de outra maneira: ela deve ser experienciada para ser efetivamente apreendida.

Conclusão

É importante para o supervisando que a escolha do modelo feita pelo supervisor seja clara e explícita e que oriente toda a sua atuação; que o supervisor seja coerente com ela. Pode acontecer que, não sendo clara, haja confusão de modelos, acarretando, portanto, procedimentos contraditórios, muitas vezes convenientes ao supervisor: o que o supervisando faz de bom, de certo, foi devido à sua orientação (modelo transitivo); o que o supervisando faz de ruim, de errado, foi por conta dele mesmo (modelo intransitivo).

Evidentemente esta confusão não é nada benéfica nem favorece o crescimento do psicoterapeuta; é um tipo de dupla mensagem que por um lado desencoraja a iniciativa e por outro a espera, a sugere.

Mas, talvez, seja simples demais dizer que o supervisor escolhe um modelo, como se fosse uma escolha puramente racional, orientada por critérios lógicos. Antes, é a assunção de uma forma de ser supervisor que é congruente com a própria posição existencial. Nós funcionamos como supervisores da mesma forma que funcionamos como pessoas. Se há incongruência entre estes dois níveis, certamente haverá também na atuação específica da supervisão. Uma forma de ser muito autoritária dificilmente poderia harmonizar-se com o modelo intransitivo.

CAPÍTULO V

A SUPERVISÃO DAS CRISES DA RELAÇÃO PSICOTERAPÊUTICA

Este capítulo focaliza especificamente as crises da relação terapeuta-cliente e não se refere à supervisão do atendimento em crise, que é outro problema. Entendemos que as crises da relação terapêutica, em qualquer momento do processo da supervisão em que surjam, se revestem de certas peculiaridades que merecem apreciação particular por parte da supervisão. Justificamos nosso entendimento porquanto vemos a crise nesta circunstância, como definiremos mais adiante, como paralisação do processo terapêutico — daí a supervisão tomar características especiais.

Em primeiro lugar definiremos a crise e a distinguiremos das dificuldades, colocando-as em classes diferentes. Discutiremos as características gerais das crises situando-as em cada fase do processo da supervisão. Em seguida, abordaremos as características mais específicas das crises, individualizando-as com mais profundidade. Posteriormente examinaremos a supervisão da crise nas três fases do processo e finalizaremos com comentários gerais sobre o tema.

A crise

As crises da relação terapeuta-cliente se distinguem das dificuldades que ocorrem nesta relação. Propomos a seguinte definição para a crise: crise é aquela situação na qual o terapeuta constata não dispor de recursos — técnicos e/ou experienciais — para lidar terapeuticamente com seu cliente. Distingue-se a crise das dificuldades porque nestas o terapeuta está usando seus recursos e acredita que poderá superar o momento difícil — por mais difícil que ele se mostre. Na crise propriamente o terapeuta não se sente capaz de continuar o processo terapêutico por falta de recursos terapêuticos — este ponto preciso caracteriza a crise e a distingue das vicissitudes próprias do processo. Distingue-se também a crise da relação terapêutica das crises existenciais pelas quais possa passar o terapeuta — elas não são da relação com o cliente. Voltaremos a este ponto mais adiante.

Características gerais da crise da relação terapeuta-cliente

A crise pode acontecer em qualquer das três fases do processo de supervisão ou, dá no mesmo, em qualquer das três fases do desenvolvimento do terapeuta. (Vide capítulo II-4.) A profundidade da crise é determinada pela fase do processo em que ela ocorre: será tão mais profunda quanto a fase do processo é mais adiantada. A característica básica da crise — a constatação de que o terapeuta não se sente mais capaz de continuar como terapeuta de determinado cliente — é constante nas três fases. Porém, dependendo da fase em que ela ocorre, reveste-se de aspectos próprios, como veremos a seguir.

A) Na 1.ª fase a crise, caso aconteça, é de caráter técnico e diz respeito ou ão não procedimento terapêutico pela pouca familiaridade com as técnicas, ou a dificuldades de ordem experiencial em assimilá-las.

Em qualquer dos casos não houve apropriação das técnicas, portanto o terapeuta está sem condições de agir terapeuticamente. O primeiro caso, entretanto, é mais "benigno" que o segundo, na medida em que solicita mais treinamento, enquanto o outro necessita de trabalho experiencial mais profundo.

Este tipo de crise é superficial e se confunde com as dificuldades naturais do processo, por estar ainda em seu início. Não existe ainda o vínculo terapêutico firmemente estabelecido, que é o solo onde se instala a crise.

B) Na 2.ª fase, que consiste basicamente na apropriação da atitude terapêutica, as crises se dão justamente na assunção desta atitude. O terapeuta constata que não tem condições de adotar a atitude terapêutica centrada na pessoa.

Nesta fase a crise é sempre mais profunda que na anterior — já existe um processo em andamento, um vínculo terapêutico estabelecido — mas, como na fase anterior, a crise envolve também a abordagem terapêutica escolhida. O terapeuta sente na 1.ª fase "dificuldades" em lidar com as técnicas da Abordagem Centrada na Pessoa; na 2.ª fase a "dificuldade" é com a atitude centrada na pessoa, ainda que em ambas tais dificuldades sejam experimentadas na relação com o cliente. Em outras palavras, a crise não se individualiza na relação com determinado cliente, predominantemente. O terapeuta não sente que a crise é sua, pessoal com aquele determinado cliente — a crise é sentida primeiramente como impossibilidade de ser centrada na pessoa, secundariamente com aquele cliente determinado.

C) A 3.ª fase consiste fundamentalmente no aperfeiçoamento da visão empática do terapeuta. Neste momento do processo as crises têm sempre caráter pessoal: o terapeuta constata a impossibilidade, pessoal, de empatizar com determinado cliente. A crise nesta fase é mais profunda que nas anteriores — o processo terapêutico é mais antigo e o vínculo terapêutico está solidamente estabelecido — é pessoal, sentida numa relação específica (o terapeuta não se refere a uma "dificuldade de empatizar") e por isso mesmo, é setorizada.

As crises que ocorrem nas 1.ª e 2.ª fases, ainda que mais superficiais, são mais extensas ou globais — o terapeuta se sente impossibilitado ou de ser terapeuta, ou de ser terapeuta dentro desta abordagem. A crise na 3.ª fase, ainda que pese ser mais profunda, mais pessoal, se situa claramente numa relação específica, é parcial.

Características específicas da crise

As crises da relação terapêutica são situações nas quais o terapeuta se sente sem recursos para prosseguir terapeuticamente com seu cliente. Em nossa definição está: "sem recursos técnicos e/ou experienciais" — assim colocamos para abranger todas as possibilidades da crise — na verdade, em um nível mais profundo, inexistem condições experienciais, já que as condições técnicas só são efetivas quando fundamentadas numa atitude terapêutica que implica em ampla disponibilidade pessoal. As crises nas quais as condições técnicas especificamente estão envolvidas são as mais superficiais e menos importantes. Portanto, ainda que as crises por falta de condições técnicas possam existir, por sua menor importância, tomaremos as crises como determinadas fundamentalmente por falta de condições experienciais.

Nas 1.ª e 2.ª fases as crises, ainda que mais extensas, são mais superficiais — implicam na orientação teórica adotada, ou seja, é difícil distinguir a relação do terapeuta com o seu cliente, da relação do terapeuta com sua orientação teórica. Este fato é importante em dois aspectos: de um ponto de vista mais prático e imediato, a crise, justamente por implicar na teoria, pode e deve ser atendida por esta vertente, ainda que seja fundamentalmente experiencial. Mais adiante isto se tornará mais claro. Sob um ponto de vista mais profundo, este fato evidencia uma característica básica da Abordagem Centrada na Pessoa — o processo terapêutico ocorre na justa medida das possibilidades do cliente, ele nunca atropelará as condições de elaboração disponíveis (é o sistema de auto-regulação do cliente que esta abordagem preserva sobretudo, e que chama "não-diretividade"). Também na supervisão, ou no processo de formação do terapeuta, as dificuldades e crises com as quais se defronta estão de acordo com seu nível de amadurecimento e profundidade teórica, técnica e experiencial (evidentemente quando o processo de supervisão e formação do terapeuta não contrariam, incongruentemene, a abordagem que seguem).

O exame da crise na 3.ª fase esclarecerá mais o que acima foi dito. Nesta fase, como já vimos, a crise fica circunscrita à relação com um cliente, ou ainda que seja com mais de um, ela permanece individualizada. Nesta fase a crise não inclui a orientação teórica — a atitude terapêutica já foi assimilada e a percepção empática suficientemente desenvolvida, não são problemáticas. Aqui a crise, como a definimos, surge em seu nível mais profundo: a impossibilidade de o terapeuta empatizar, vale dizer, tratar terapeuticamente aquela pessoa específica no encontro terapêutico.

A supervisão da crise

A supervisão pode ajudar e de maneira sistematizada (não apenas momentaneamente) nas crises da relação terapêutica. Em primeiro lugar é importante localizar a fase do desenvolvimento em que se situa o terapeuta. Se ele estiver já sob nossa supervisão é fácil, pois o estaremos acompanhando. Se for um terapeuta com o qual temos contato pela primeira vez, que nos procura na situação de crise, é necessário situá-lo segundo o contínuo do desenvolvimento. Para isto não é preciso nenhuma técnica especial; pelo relato da situação vivida pelo terapeuta é possível situá-lo com bastante aproximação, desde que não impressionemos muito com circunstâncias externas, tais como tempo de prática terapêutica, bagagem teórica etc. O trabalho da supervisão será de acordo com o estágio de desenvolvimento do terapeuta.

Em segundo lugar, é essencial que tenhamos em mente, de maneira nítida, a diferença entre supervisão e terapia. Por mais dramática que seja a circunstância, a supervisão é fundamental, ainda que também possa ser fundamental a terapia do terapeuta — porém esta não substitui aquela, de maneira nenhuma.

A afirmação acima se prende ao fato de que a supervisão da crise da relação terapêutica é basicamente esperiencial, não didática. Não obstante, deve permanecer supervisão.

A supervisão na 1.ª fase, assim como na 2.ª, trabalha experiencialmente (intervenção experiencial) a relação do terapeuta com a abordagem teórica por ele adotada, ou melhor, a maneira como ele está vivendo esta abordagem escolhida. Entendemos a crise nestas fases como: a abordagem escolhida, tal como está sendo vivenciada, não está sendo canal de expressão terapêutica do terapeuta na conjuntura dita crítica. O trabalho da supervisão visa à reavaliação profunda, experiencial, da situação crítica: a relação do terapeuta com seu momento de vida, incluindo o ser terapeuta; ser terapeuta dentro da abordagem escolhida; ser terapeuta daquele determinado cliente cuja relação está em crise. A supervisão deve partir da crise e a crise nas fases mencionadas, como vimos, têm seu epicentro na relação do terapeuta com a abordagem teórica escolhida, que serve de quadro de referência.

Poder-se-ia perguntar se qualquer outra forma ou tipo de problema pessoal do psicoterapeuta, além do acima apresentado, não poderia redundar em crise nas relações com seus clientes.

Neste caso, responderemos, a crise não é *da* relação terapeuta-cliente; ela acontece na vida do terapeuta mas fora da função terapêutica. Assim, a relação terapeuta-cliente pode ser atingida, em maior ou menor grau, mas não é a geradora da crise. Mais precisamente, a crise não é da capacidade terapêutica do terapeuta enquanto terapeuta, dentro de sua abordagem teórica, na relação com determinado cliente. Quando for assim, não é o caso da superação através da supervisão, já que a crise está fora de seu âmbito de trabalho. Entretanto, a supervisão pode ajudar naturalmente, procurando resguardar a relação terapeuta-cliente da crise vivida pelo psicoterapeuta e isto é feito sem se alterar a técnica usual da supervisão.

Na 3.ª fase a crise toma formas específicas diferentes das anteriores. Ela diz respeito à relação individualizada do terapeuta com determinado cliente e consiste na constatação da impossibilidade daquele empatizar com este, como já vimos. A supervisão da crise, como sempre, parte do ponto crítico e, portanto, vai focalizar diretamente a relação terapeuta-cliente e, também, como sempre, de maneira experiencial. Neste quadro a supervisão visa à reavaliação dos sentimentos pessoais do terapeuta em relação a seu cliente; visa à reflexão, tão profunda quanto for possível, do significado que o cliente tem para o terapeuta e sua reestruturação. Por ser menos extensa, não abrange o ser ou não terapeuta, esta ou aquela abordagem, e pelo momento do processo em que ocorre, a crise na 3.ª fase é mais profunda e sua superação consiste no maior aprofundamento da relação terapeuta-cliente. Entendemos a crise nesta fase como a impossibilidade, do terapeuta na relação terapêutica, de aprofundar a sua ação terapêutica e é aqui que a supervisão pode auxiliar: facilitando esse processo de aprofundamento através da relação supervisor-psicoterapeuta. É quase desnecessário dizer que a supervisão, para prestar ajuda efetiva neste caso, precisa ser muito profunda; de modo contrário vai prejudicar mais que ajudar, com conseqüências até desastrosas.

No caso de terapeutas que buscam a supervisão neste momento crítico, com os quais não existe relacionamento de supervisão anterior, e portanto não há relação supervisor-supervisando profunda, deve-se tomar redobrados cuidados, no sentido de avaliar a possibilidade de estabelecer a curto prazo a relação profunda necessária a este trabalho.

Enfatizamos neste capítulo que o trabalho da supervisão da crise terapeuta-cliente é experiencial. Compreende-se esta colocação se se entende a crise como basicamente experiencial, ainda que tenha implicações com a abordagem teórica, nas 1.ª e 2.ª fases. Os métodos didáticos assim como as intervenções didáticas fogem ao núcleo da crise e trazem mais confusões e insegurança ao terapeuta — ele não sabe como "aproveitar" o que lhe é dito, o que aprofunda mais sua crise. As crises não são por falta de informações teóricas, ainda que na 1.ª fase tenha caráter técnico.

Quando nos referimos às crises da relação terapêutica, que podem ocorrer nas diferentes fases do processo de supervisão, temos em mente terapeutas em formação. Entretanto, as crises podem acontecer também a terapeutas até muito experientes; em princípio nenhum terapeuta, por mais experiente que seja, está livre delas. Devemos distinguir, não obstante, entre terapeutas com muita experiência e terapeutas que percorreram todas as fases do chamado "processo da supervisão". Um terapeuta pode ter muito tempo de experiência e se encontrar no começo da 3.ª fase; na 2.ª fase e, até mesmo, se debatendo nas agruras da 1.ª fase. Nestes casos o terapeuta é capaz de começar um processo terapêutico, mas sem nunca terminá-lo. A crise pode acontecer em qualquer dessas circunstâncias e a supervisão se faz da mesma forma como no caso de terapeutas iniciantes; não há diferenças. Queremos acrescentar, porém, que mesmo terapeutas experimentados, que tiveram todas as fases do processo de supervisão amplamente vivenciados, podem viver situação de crise com determinado cliente. Isto ocorre porque a formação do terapeuta e o processo da supervisão vai até certo ponto — a 3.ª fase bem vivenciada, aquele momento que chamamos de "decolagem" do terapeuta. A partir daí o processo da relação terapeuta-cliente torna-se muito pessoal, o terapeuta está desenvolvendo seu estilo próprio. Nesta altura é muito difícil se prever a origem de uma crise, ainda que possamos situá-la. Por isso ela é tão pessoal e demanda trabalho experiencial em profundidade.

80

Considerações finais

A crise como definimos aqui pode ajudar a compreender algumas situações que ocorrem na psicoterapia que são apreciadas de maneira superficial.

A crise é uma situação de impasse diante da qual o terapeuta é levado a reagir, e é interessante considerar estas reações. A crise pode tomar um caráter dramático, de grande intensidade, vivenciado pelo terapeuta com muita angústia. Neste caso, o terapeuta pode simplesmente abandonar seu cliente, o que é ruim para ambos. Pode encaminhá-lo para um colega, o que é um pouco melhor, principalmente para o cliente. Pode também buscar supervisão, que é a melhor atitude: a crise pode ser uma excelente lição para o terapeuta.

Mas a crise pode tomar também um caráter bem diferente — de falta de emoção. Pode ser uma relação onde nada acontece, entediante. O cliente chega à sessão, fala sempre a mesma coisa, ou não fala nada, o terapeuta responde do mesmo jeito — "nada acontece". A relação terapêutica nestas condições, de "crise branca", pode perdurar por longo tempo sem que seja entendida como crítica. Neste caso o terapeuta, quando se dá conta da crise, pode ter as mesmas alternativas que na forma anterior de crise.

Entre os extremos citados, da angústia desesperada à atitude bocejante, existem muitas gradações de intensidade de como é vivenciada a crise, a situação de impasse. Entretanto, a maneira de reagir à crise está mais relacionada com a personalidade do terapeuta do que propriamente com a sua intensidade. Citamos acima três alternativas de que o terapeuta dispõe: abandonar o cliente, encaminhá-lo a outro terapeuta ou buscar supervisão. Na verdade, estas três alternativas se reduzem a duas — romper a relação com o cliente ou ficar com ele, na supervisão.

Todavia existem outras formas de lidar com o impasse gerado pela crise: a mudança da natureza do vínculo terapêutico. Este "recurso" usado pelo terapeuta nem sempre é visto como forma de "resolver" uma situação crítica. Por exemplo: a relação terapeuta--cliente pode transformar-se numa relação de amizade (ou de inimizade), na qual ambos falam sobre amenidades ou se atacam hostilmente. A relação terapêutica pode transformar-se também numa relação de namoro e terapeuta e cliente tornam-se par amoroso. A relação terapêutica pode transformar-se numa relação professor-aluno, na qual o terapeuta (geralmente, mas também pode ser o cliente) discorre longamente sobre seu conhecimento do mundo.

Enfim, a relação terapeuta-cliente pode tomar a forma de qualquer outra relação possível entre duas pessoas, mas não é terapêutica.

Este tipo de encaminhamento dado à crise não é produtivo, e a longo prazo, ou mesmo a curto prazo, será fatalmente prejudicial a ambos. O que de melhor pode acontecer nestas circunstâncias é que a relação assuma amplamente sua natureza e deixe de fazer de contas que é terapêutica.

A busca da supervisão é a única forma construtiva de lidar com a situação de crise, pelo simples motivo de ser a supervisão a única forma de relacionamento interpessoal que está equipada com instrumentos capazes de atingir o núcleo da crise, revertendo a situação crítica.

CAPÍTULO VI

A SUPERVISÃO DE PSICOTERAPIA DE GRUPO E DE GRUPO DE ENCONTRO

É conveniente fazer distinção entre psicoterapia individual, de grupo e de grupo de encontro, para fins de supervisão. Cada uma destas formas de trabalho possui características próprias que se refletem em peculiaridades em suas respectivas supervisões, as quais valem a pena serem assinaladas. A par dessas, naturalmente, elas têm também uma ampla área em comum. O que as distingue, em termos de supervisão, é a maior ou menor ênfase em determinado aspecto. Tudo que vimos até agora refere-se à supervisão de psicoterapia individual — esta é a forma padrão. As outras duas formas que examinaremos neste capítulo, a psicoterapia de grupo e de grupo de encontro, são variações deste padrão. Vamos discutir mais de perto estas diferenças.

A psicoterapia de grupo não é uma psicoterapia individual feita junto com outras pessoas. (Vide capítulo II-4.) No momento em que as pessoas se reunem e passa a haver interação face a face entre elas, estabelece-se um *grupo,* no sentido em que Lewin chamou "Dinâmica dos Grupos". Os fenômenos que ocorrem a partir de então serão em grande parte determinados pelo grupo enquanto grupo. Não se pode mais falar, portanto, em uma psicoterapia individual feita em grupo. O grupo com sua estrutura e funcionamento próprios se faz presente na comunicação e na expressão de seus membros. O psicoterapeuta deve levar em conta esta realidade em seu trabalho, e mais do que isso, deve aproveitá-la terapeuticamente. Este ponto é fundamental e distingue a supervisão de psicoterapia de grupo da supervisão de psicoterapia individual, como veremos adiante.

O grupo de psicoterapia é um grupo "aberto", ou seja, seus integrantes entram e saem do grupo ao longo do tempo. Ele não tem data prevista para terminar; as pessoas terminam seus processos pessoais e saem sem que se modifique o funcionamento básico do grupo. Podemos dizer que o processo do grupo de psicoterapia é "linear"; existe um contínuo no relacionamento de seus componentes. O mesmo não acontece no grupo de encontro que é um grupo "fechado" e que tem um período previsto de funcionamento, do conhecimento de todos os participantes. Grupo fechado significa que um grupo começa e este mesmo grupo deve terminar, ninguém deve sair ou pelo menos ninguém deve entrar, depois do início. Geralmente são grupos intensivos, ou do tipo maratona, em que num período pequeno de dias os participantes passam muitas horas juntos. Ou podem ser extensivos, em que o período de dias aumenta e o trabalho do grupo é dividido em sessões, porém estas devem ter sempre duração mais longa que no grupo de psicoterapia.

O grupo de encontro, por suas características: ser um grupo fechado, ter duração curta e prevista e também, talvez, pelos motivos que levam as pessoas a procurá-lo, diferentes dos que levam uma pessoa à procura de psicoterapia de grupo, tem um processo nítido — há um começo, um meio e um fim bem delineados. O grupo se auto-regula tendo em vista seu término. Há um começo, um tanto "frio"; depois um período intenso, de trocas interpessoais profundas e significativas, por fim o grupo se rearruma para o final (Rogers, 1972).

O processo do grupo de encontro, por suas marcantes características, requer especificamente atenção particular da supervisão, pois as características são distintas, em alguns pontos, das requeridas pelo grupo de psicoterapia.

Colocadas as diferenças gerais entre a psicoterapia de grupo e o grupo de encontro, enfocaremos a supervisão de cada uma dessas formas de trabalho. Porém, antes disso, examinaremos com alguma minúcia a função do psicoterapeuta na psicoterapia de grupo e a função do facilitador no grupo de encontro, que nos vai facilitar sobremodo falar da supervisão destas atividades.

1. *A função do psicoterapeuta no grupo de psicoterapia*

Como vimos, o grupo funciona como totalidade, com suas próprias leis e regras. As leis são gerais, existem em todos os grupos (vide capítulo II-4) e as regras, naturalmente, sem se oporem a estas leis, variam de grupo para grupo e num mesmo grupo, dependendo do seu momento e das características pessoais de seus membros (o psicoterapeuta incluído). O conjunto das leis e regras, ligadas e animadas pela experiência do grupo, é o recipiente que vai acolher a experiência individual dos componentes. Assim, o grupo enquanto totalidade pode aceitar certo tipo de experiência e rechaçar outra; pode premiar certo tipo de comportamento e punir outro; pode ser complacente com certas atitudes e intolerante com outras; pode funcionar como um juiz implacável ou como pais condescendentes, enfim, o grupo pode funcionar em extremos opostos, com variações bruscas, tensas, ou também com um imobilismo um tanto indiferente.

A maneira como vai ser recebida e elaborada a experiência dos participantes é característica do momento do grupo. A psicoterapia do grupo é o trabalho levado a efeito sobre a maneira como o grupo está lidando com determinada experiência de determinado membro. Assim, o psicoterapeuta trabalha com este determinado membro, no sentido de que ele expresse com maior clareza, intensidade e profundidade sua experiência, para que ela se torne nítida e significativa para o grupo, e trabalha com o grupo a maneira como ele recebe e elabora a experiência deste determinado membro. O trabalho do psicoterapeuta, ao mesmo tempo que é com determinada pessoa do grupo, é também com o grupo como um todo.

Não é nosso propósito aqui discorrer sobre a psicoterapia de grupo, mas tão-somente apontar as suas características mais notáveis, do ponto de vista prático, que são relevantes para a supervisão. Com este propósito salientaremos mais um aspecto do grupo de psicoterapia que o distingue do grupo de encontro. Por suas características, já mencionadas, ser um grupo aberto, não ter final previsto e pela motivação de seus componentes, no grupo de psicoterapia o relacionamento interpessoal é um tanto "frouxo". As pessoas trazem para o grupo suas experiências individuais, externas ao grupo. Naturalmente a experiência vivida fora do grupo, quando lhe é trazida, passa a ser do grupo, que é o que o psicoterapeuta trabalha, como já vimos. Todavia, o grupo funciona predominantemente, como estância elaboradora das experiências externas a ele próprio. Sublinhando este fato, por sua importância, podemos dizer que o grupo de psicoterapia tem como objetivo da sua função elaboradora e construtiva da experiência de seus membros o mundo externo.

Como veremos a seguir, não é assim no grupo de encontro.

2. A função do facilitador no grupo de encontro

No grupo de encontro, por suas características, o relacionamento entre as pessoas que o compõem ganha grande intensidade. O funcionamento do grupo de encontro tem como centro o relacionamento interpessoal dentro do próprio grupo. O grupo de encontro típico cria sua própria realidade independentemente da realidade externa, da experiência externa das pessoas, mesmo da realidade de relacionamentos anteriores que os membros do grupo possam ter tido entre si. A realidade do aqui e agora do funcionamento do grupo de encontro é extremamente pregnante, extremamente absorvente — daí, justamente, seu poder de reestruturação e renovação.

A função do facilitador neste tipo de grupo é facilitar a emergência dos sentimentos mais profundos, menos claros, mais difíceis, e ajudar o grupo a lidar com eles. O que é exigido, predominantemente, é a sensibilidade do facilitador, sua empatia para com o grupo, sua "abertura à experiência" e sua autenticidade — o facilitador será de maior ajuda no grupo, quanto mais ele próprio for capaz de lidar de maneira construtiva com suas próprias vivências no grupo. Porém, o facilitador não é um modelo para o grupo, alguém a ser seguido; seria mais próprio dizer que o facilitador segue o grupo, agindo predominantemente na sua realidade mais básica e obscura, antes que sob a luz brilhante dos sentimentos generosos.

Essa atividade, nesse nível, faz com que freqüentemente o facilitador não tenha o reconhecimento barato pelo seu trabalho.

É importante frisar que o grupo é tanto mais efetivo e produtivo quanto mais desenvolver sua capacidade de auto-regulação, e a angústia tem papel importante neste processo, como veremos a seguir.

3. A angústia como fator de auto-regulação nos grupos

O relato dos grupos de encontro e dos grupos de psicoterapia, como foi feito nos parágrafos anteriores, por exemplo, e em outros textos (vide Rogers, 1972; Pagès, 1968), pode levantar dúvidas quanto à segurança e integridade psicológicas de seus componentes. Perguntas como as que se seguem podem ser feitas: "Será que uma situação que pode ser tão intensa e difícil não poderá prejudicar mais do que ajudar as pessoas?", "Se efetivamente ajuda, como é que isso acontece?", "Como a supervisão pode lidar eficazmente com os perigos presentes neste tipo de trabalho?".

Estas perguntas são legítimas e devem ser respondidas sem evasivas. Realmente o perigo existe. Todavia, tanto ele pode ser afastado quanto pode ser aumentado.

Ele pode ser (praticamente) afastado se o grupo desenvolver sua capacidade de auto-regulação; o perigo pode ser aumentado se é retirada do grupo essa possibilidade. A angústia tem papel central em ambas as condições.

Já vimos que, quando se forma um grupo, há sempre um sentimento comum a todo o grupo (capítulo II-4) que Cattelli chamou de "sintalidade" ou "sintonia". Algumas pessoas do grupo estão mais envolvidas neste sentimento e outras menos, porém o sentimento é comum, o que varia é a intensidade com que é experimentado. Quando um membro do grupo, por uma situação grupal qualquer, começa a se angustiar, sua angústia é a angústia do grupo; sua "desestruturação" é a desestruturação do grupo. Se o grupo está realmente se auto-regulando, ele vai funcionar de maneira a se resguardar, a manter sua integridade, a conservar seu potencial terapêutico, que é justamente a capacidade de auto-regulação. O grupo vai ajudar este membro angustiado, ao mesmo tempo em que se ajuda a si próprio enquanto grupo. Desta maneira a angústia será mantida sempre dentro de limites positivos.

Na Abordagem Centrada na Pessoa, como já dissemos em outra parte, o clima que estimula, facilita e propicia a auto-regulação, e que é o clima em que ela pode realmente sobreviver, é chamado de não diretividade. O facilitador tem enorme importância na criação deste clima, pelo menos no início do trabalho do grupo. A partir deste momento ele deverá sempre contribuir, enriquecendo e aprofundando este processo.

Colocadas, esquematicamente, as funções do psicoterapeuta no grupo de psicoterapia e do facilitador no grupo de encontro, passaremos à supervisão de cada um deles.

4. A supervisão da psicoterapia de grupo

Usando a linguagem proposta no capítulo II e tendo em vista o que foi colocado nos parágrafos anteriores, discutiremos ponto por ponto o trabalho da supervisão.

I — A intervenção experiencial do supervisor centrada no cliente pode ser centrada num dos membros do grupo ou no grupo como um todo. No primeiro caso deve-se ter em mente que qualquer dos membros expressa algo importante, isto é, importante para todo o grupo; de alguma forma todo o grupo está participando. O psicoterapeuta deve compreender empaticamente aquela pessoa que está se colocando no grupo sem perder de vista o próprio grupo. O supervisor em sua intervenção deve manter viva para o psicoterapeuta esta relação fundamental.

No segundo caso, a intervenção experiencial pode visar a experiência do grupo sem particularizar nenhum dos componentes. Ela solicita do psicoterapeuta uma reflexão sobre os sentimentos mais sutis experimentados no grupo.

Como se pode perceber, não é fácil a tarefa do psicoterapeuta de grupo. Este trabalho é facilitado por uma prática psicoterapêutica anterior razoável (psicoterapia individual). Assim como do supervisor exige prática considerável com grupos.

II — A intervenção experiencial centrada no psicoterapeuta não difere muito da que ocorre na psicoterapia individual. Ela favorece ao psicoterapeuta uma reflexão sobre seu posicionamento pessoal no grupo, como ele está se séntindo no grupo.

III — A intervenção didática teórica do supervisor deve sempre focalizar o grupo como um todo — isto é importante. No momento em que a psicoterapia é de grupo, a compreensão teórica deve ser do funcionamento do grupo, pois através dela se compreenderá o participante individualmente. Porém, o processo inverso não é verdadeiro: a compreensão teórica de uma pessoa no grupo não leva à compreensão do grupo, e este pode ser um "cacoete" do psicoterapeuta individual, para o qual o supervisor deve estar alerta.

IV — A intervenção didática técnica não deve estar muito presente na psicoterapia de grupo — presume-se que um psicoterapeuta que inicia o trabalho com grupos tenha já incorporadas as formas de atuação psicoterapêuticas que, no caso do grupo, não são muito diferentes. Quando o psicoterapeuta intervém focalizando especificamente uma pessoa do grupo, as técnicas são como as da psicoterapia individual (tendo-se em mente, do ponto de vista experiencial, o que foi dito em I). Quando o psicoterapeuta intervém no grupo, sua colocação é pessoal e diz respeito às suas próprias vivências. Talvez este seja o aspecto importante a ser aqui assinalado.

V — No caso da psicoterapia de grupo, o supervisor não tem que se preocupar muito com o processo do grupo enquanto tal. Como já vimos, é um processo linear no qual a inexistência de um fim previsto deixa o grupo despreocupado quanto a este aspecto. Mas ganha relevo o final do processo de cada participante individualmente, que deve fazer parte da preocupação, tanto do psicoterapeuta quanto do supervisor.

Finalizando, é conveniente enfatizar que o "cliente" do psicoterapeuta que está sob supervisão é um grupo e que o supervisor não deve perder de vista esta realidade, aparentemente trivial. Esta observação é quase dispensável no caso do grupo de encontro, pela grande intensidade do relacionamento que se desenvolve nos participantes — é difícil psicoterapeuta e supervisor esquecerem. Entretanto, no grupo de psicoterapia, às vezes é possível acontecer, com inescapáveis prejuízos.

5. *A supervisão da facilitação do grupo de encontro*

Os aspectos que caracterizam o grupo de encontro e que o distinguem da psicoterapia de grupo merecem cuidados especiais na supervisão. A começar pelo tempo disponível para a supervisão. Nos casos dos grupos de encontro intensivos, tipo maratona, pode não haver tempo para a supervisão durante o tempo de duração do grupo, a menos que o supervisor esteja presente no grupo e se dedique a ela num intervalo, para que seja possível realizá-la. Outra alternativa é fazer a supervisão depois do término do grupo, mas aqui ela perde muito do seu interesse e assim também de sua eficácia. Nos grupos mais extensivos, quando o tempo total do grupo é dividido em sessões ao longo de um período maior, com intervalos entre elas, a supervisão pode ser realizada adequadamente. Por este motivo, é conveniente que o iniciante comece seu trabalho com grupos extensivos, que além de propiciarem a supervisão, costumam ser também menos tensos e menos difíceis. A técnica da supervisão é como segue.

I — A intervenção experiencial centrada no cliente deve ser centrada predominantemente no grupo. Como já vimos, a intensidade dos relacionamentos que se formam no grupo de encontro é muito grande e este deve ser o ponto mais focalizado pelo supervisor. A compreensão experiencial do processo que abrange os sentimentos que são vividos nos relacionamentos internos do grupo é o ponto capital da supervisão. A intensidade das trocas afetivas tanto pode levar à desnudação violenta de sentimentos difíceis, quanto a ocultá-los e mascará-los profundamente. A atenção do psicoterapeuta ou facilitador e supervisor deve estar ligada permanentemente a este ponto. Podemos mesmo dizer que os componentes do grupo são porta-vozes deste processo. O facilitador, como membro do grupo, vive também este mesmo processo, e com maior abertura à sua experiência, provavelmente, que os demais componentes. Por isso ele tem condição de facilitar o processo grupal fazendo aflorar os sentimentos mais difíceis e ajudar o grupo a lidar com eles. A intervenção experiencial do supervisor focalizando o grupo tem por objetivo a reflexão mais aprofundada do facilitador quanto a este processo mais básico do grupo.

II — A intervenção experiencial centrada no facilitador, como no grupo de psicoterapia, tem por objetivo a reflexão quanto ao seu posicionamento pessoal em relação ao grupo e é importante quando o supervisor percebe que este posicionamento se confunde, por exemplo, quanto ao papel de facilitador e de participante etc.

III — A intervenção didática teórica do supervisor, nos grupos intensivos, mesmo quando é possível a supervisão, inexiste, dada a intensidade do relacionamento no grupo. A compreensão experiencial do grupo pelo facilitador é muito urgente e a ela o supervisor deve dedicar sua atenção. Daí a necessidade de conhecimento teórico prévio por parte do facilitador. No caso dos grupos extensivos, podem existir intervenções deste tipo, porém o foco do supervisor deve ser o processo experiencial vivido pelo facilitador no grupo. Não é que a compreensão teórica do processo grupal não seja importante, é que um facilitador que começa seu trabalho deve ter conhecimento anterior teórico, em psicoterapia individual e também de grupo, livrando a supervisão deste aspecto.

IV — Nos grupos de encontro as intervenções didáticas técnicas, curiosamente, se aproximam muito das intervenções experienciais centradas no facilitador. Principalmente aquelas em que o facilitador focaliza o grupo como um todo e não um participante especificamente, mas também podem acontecer nestas. A proximidade entre ambas as formas de intervenção deve-se à importante "disclosura" do facilitador no grupo de encontro que não tem paralelo nem na psicoterapia de grupo nem na individual. Pensamos que a intensidade dos sentimentos presentes nas relações interpessoais dentro do grupo solicita do facilitador a vivência e expressão significativa do processo experiencial do grupo, e desta forma o cumprimento de sua função. O facilitador vive com o grupo um processo interno ao grupo; o relacionamento dentro do grupo é o centro do trabalho do facilitador e não, como vimos, o mundo externo. Neste caso, como descreveu Rogers, está em primeiro plano a empatia: a capacidade de o facilitador perceber o esquema de referência *interno* de seu cliente, como ele próprio o vê; no caso anterior, a sensibilidade do facilitador deve estar focalizada, no processo interno mas do grupo — não de cada integrante, como unidade distinta — no qual cada pessoa individualmente participa e integra mas não determina. Neste tipo de clima, as intervenções experienciais, centradas no grupo e no facilitador e as intervenções didáticas técnicas ganham importância fundamental.

V — Um último aspecto a ser considerado com respeito ao processo grupal, tão nítido no grupo de encontro, é o seguinte: Independentemente do processo experiencial vivido pelo grupo de encontro, ele tem um começo, um meio e um fim. Cada uma dessas fases tem suas peculiaridades (Rogers, 1972). Porém, o fator principal determinante do processo é seu fim previsto: a partir dele o grupo se auto-regula.

Facilitador e supervisor devem estar atentos a este processo e facilitar sua realização — dela depende a riqueza ou pobreza da experiência grupal. Alguns indícios da ocorrência ou não deste processo podem ser levados em conta pelo supervisor: 1) a profundidade do processo grupal (capítulo II-4): quanto mais um grupo se auto--regula, mais profundamente pode ser experienciado. A confiança do grupo no próprio grupo, à medida que ele se auto-regula, facilita o aprofundamento; 2) a descentração da ação terapêutica do facilitador: os membros do grupo cada vez se sentem mais livres para agir terapeuticamente em relação aos demais, não esperam só do facilitador tal atitude; 3) o facilitador está livre para realizar sua função mais importante, mas que não é só sua, naturalmente, que é facilitar a emergência dos sentimentos mais difíceis. O facilitador é menos solicitado a tomar decisões pelo grupo; 4) o surgimento de significativas e flutuantes lideranças no grupo.

Enfim, estes são apenas indícios mais óbvios do livre processo de auto-regulação do grupo. O mais importante é que todo o processo grupal deve ser vivido pela relação supervisor-facilitador e ser compreendido em toda (ou melhor, no máximo possível) sua complexa significação e a esta não se pode chegar só através de indícios "objetivos".

CAPÍTULO VII

A SUPERVISÃO COLETIVA

A supervisão coletiva é realizada com vários supervisandos, ou grupos de supervisandos, de um mesmo supervisor ou de vários. Estes supervisandos podem ser de uma mesma organização ou de organizações diferentes, porém de alguma forma vinculados. Por exemplo, alunos de uma mesma Universidade, trabalhando num mesmo local, ou em locais diferentes, e tendo supervisão coletiva no serviço de psicologia aplicada da sua Universidade. Ou pessoas trabalhando em locais diferentes, tendo a supervisão coletiva num mesmo centro representante de uma orientação psicoterápica. A característica deste trabalho é que ele é feito com uma "coletividade", ou seja, uma reunião de pessoas definida por algum ou alguns critérios.

Quanto ao supervisor nesta forma de trabalho, é enriquecedor que haja um grupo deles e que possam alternar-se de reunião em reunião.

É importante que fiquem claras desde já as diferenças entre a forma de supervisão em discussão e a supervisão em grupo. Em primeiro lugar, a coletividade não é um "grupo" como definimos no capítulo VI; naquela podem existir variações entre membros e supervisores, neste não. A variação que ocorre na coletividade não altera sua efetividade, pelo contrário, a enriquece. Em segundo lugar, o supervisor não trabalha, conseqüentemente, com a "sintonia" do grupo — vide o mesmo capítulo. No segundo parágrafo, referente à "técnica", examinaremos este ponto. Em terceiro lugar, a supervisão coletiva não substitui a supervisão individual ou em grupo que devem realizar os componentes da coletividade. Ela é a ampliação dessas formas de supervisão, por isso não as pode substituir.

O objetivo da supervisão coletiva é: dar oportunidade a cada integrante da coletividade examinar seu posicionamento pessoal, tendo como referência a coletividade, com relação aos temas propostos, próprios da relação psicoterapêutica. Neste ponto, a supervisão cole-

93

tiva também se diferencia da supervisão individual ou grupal — ela não acompanha cada caso em seu seguimento, porém dá relevância a *temas* que são levantados na própria coletividade. Chamamos de "temas" às situações concretas e individualizadas que surgem na relação psicoterapêutica e que podem ser discutidas independentemente de seus antecedentes. Para exemplificar: o silêncio; as faltas; a agressividade; a dependência; a indisponibilidade do terapeuta; e mais situações vividas pelos integrantes etc. O trabalho com temas, próprio da supervisão coletiva, dá a esta forma de trabalho grande riqueza e enorme abrangência de situações, facilitando intenso questionamento pessoal.

As características da supervisão coletiva anteriormente mencionadas, como não necessitar, nem dever, ser um "grupo"; não ter compromissos com as psicoterapias que seus integrantes efetivamente realizam, e a possível alternância entre vários supervisores, dá a essa forma de trabalho grande flexibilidade e aplicabilidade. Por exemplo, ela pode ser usada com grande proveito em organizações onde existam vários psicoterapeutas, formados ou em formação; com supervisão individual ou em grupo; trabalhando em equipes ou separadamente, tal como num hospital, numa clínica universitária ou num centro de formação de psicoterapeutas.

Outro ponto interessante no uso da supervisão coletiva é que possíveis diferenças de estilo ou de orientação psicoterápica entre supervisores é um fator de enriquecimento, mais do que de confusão. Isto se deve a dois motivos: 1.º — esta forma de trabalho lida com *temas* psicoterapêuticos, portanto, não diz respeito aos *processos* psicoterápicos particulares vividos pelos supervisandos, e 2.º — por isso mesmo ela é um acréscimo a estes processos e nunca a substituição deles.

A supervisão coletiva é um momento de reflexão sobre a diversidade de temas psicoterapêuticos e de visões sobre eles.

A técnica

A supervisão coletiva não tem um número previsto de pessoas, podendo ser feita até em auditório de tamanho razoável. O importante é que haja um vínculo entre os membros da coletividade (senão não seria uma coletividade), mas este não deve ser um vínculo tal como existe entre os membros de um *grupo* — aí não seria uma coletividade e sim um grupo. É importante esclarecer que ser grupo não é um mal; é que simplesmente não seria supervisão coletiva e sim supervisão de grupo e estas duas formas de supervisão são diferentes. O grupo, por sua natureza, compromete a relação das pessoas àqueles pontos discutidos, subordinando-os entre si. Já o propósito da supervisão coletiva é a reflexão pessoal (e não grupal), porém tendo como referência a coletividade, sobre os pontos (temas) discutidos. O vínculo que caracteriza a coletividade pode ser de qualquer outra natureza, tal como pertencer à mesma instituição, ter interesses comuns etc.

O vínculo comum que configura a coletividade é que vai dar o sentido da supervisão. O que chamamos de "sentido" da supervisão é a necessidade básica que reúne as pessoas em coletividade. Daí a necessidade de ser uma coletividade (ter um vínculo entre os membros): se não houvesse não existiria um "sentido" na supervisão — seria o caos. Por exemplo: numa instituição formadora de psicoterapeutas a supervisão coletiva poderá tomar um caráter didático, revelando e discutindo situações visando à compreensão e à aprendizagem dos presentes; num hospital, ela pode orientar-se no sentido da cotejar métodos de trabalho entre equipes ou pessoas, a fim de homogeneizá-las, diversificá-las, questioná-las etc.; numa sociedade de profissionais, ela pode encaminhar-se levantando situações próprias a ricas trocas de experiências. Enfim, o sentido da supervisão coletiva, a linha mestra de sua orientação, é o interesse e as necessidades mais básicas da coletividade onde ela acontece. Naturalmente sempre surgem momentos que fogem ao sentido básico da coletividade, mas isto não deverá alterar sua direção geral. Quando há alteração persistente neste sentido, há, portanto, distorção de sua finalidade — assunto que veremos mais adiante.

O supervisor na forma de trabalho em estudo é o foco da coletividade, ele centraliza as atenções de seus integrantes, quanto mais não seja, até por sua localização física. Num auditório, por exemplo, o supervisor deverá ficar de frente para a assistência, sob as vistas de todos, enquanto cada integrante só pode olhar o outro de forma indireta. Além da situação física, o fato de não ser um "grupo" faz com que a comunicação nesta forma de supervisão passe predominantemente pelo supervisor. Ele funciona como coletor e distribuidor das colocações feitas, o que lhe dá grande responsabilidade.

Neste papel, cabe ao supervisor colher as manifestações dos membros, examinar a compatibilidade ou relevância com o que está acontecendo no momento; selecionar e organizar as manifestações. Fazer relações entre o que foi falado, estimulando novas colocações. Fazer suas próprias colocações. Questionar e problematizar situações; enfim, coordenar todo o trabalho muito de perto. Por tudo isso, vê-se que o supervisor deve ter bastante experiência em supervisão individual e grupal para fazer supervisão coletiva de maneira realmente proveitosa.

Segundo a linguagem aqui proposta, a atuação do supervisor deve ser experiencial, porém, na maior parte das vezes, centrada num cliente e num psicoterapeuta virtuais. Ainda que quase sempre as colocações dos integrantes da coletividade sejam pessoais, a recolocação do supervisor deve ser abstraindo os aspectos pessoais, o que dá maior abrangência ao tema. Com efeito, à medida que esta forma de agir descompromete o autor da colocação, compromete toda a coletividade. Esta deixa de estar "assistindo" à supervisão de um determinado membro — todos estão igualmente engajados na situação. Então, ainda que o cliente e o psicoterapeuta envolvidos na situação apresentada sejam virtuais, o envolvimento dos participantes é real. Esta é uma regra geral e como tal sofre muitas exceções. Por exemplo, às vezes é necessário trabalhar com um membro individualmente até que sua colocação se torne clara o suficiente para que os demais possam participar de maneira mais ampla. Em outro momento, pode ser importante para a coletividade e para um determinado membro trabalhar uma situação real etc.

As intervenções didáticas não são importantes na supervisão coletiva porque, sendo os temas tratados despojados dos aspectos pessoais, as intervenções didáticas do supervisor e dos integrantes poderiam levar a um clima semelhante mais ao de um grupo de estudos do que de supervisão propriamente dita. Outro aspecto importante é que as intervenções didáticas se tornam relevantes na compreensão do *processo* psicoterapêutico, predominantemente, e como se trata de *temas* psicoterapêuticos, ou seja, de situações delimitadas, de *momentos*, elas se tornam pouco importante. Mas elas podem ser úteis em certas circunstâncias; elas simplesmente não são o produto básico desta supervisão, ficando este a cargo das intervenções experienciais, centradas no psicoterapeuta ou no cliente.

Como conclusão diríamos que, do ponto de vista técnico, a finalidade da supervisão coletiva é a diversificação — em todos os sentidos — das situações psicoterapêuticas trazidas à luz, e das visões diferentes que delas têm supervisor e coletividade. O esforço do supervisor deve ser neste sentido — de diversificar. Nunca deve procurar consenso, unanimidade ou convergência de opiniões, pontos de vista ou seja lá o que for — isto seria o fim da supervisão coletiva.

Limites e cautelas

Os limites da supervisão coletiva já estão vistos ao longo deste trabalho. Nesta parte os colocaremos de forma sintetizada. Em primeiro lugar, a supervisão coletiva nunca poderá substituir a supervisão individual ou grupal. Nestas os casos têm seguimento, continuidade; a supervisão acompanha cada processo sendo ela própria um processo. A supervisão coletiva não se desenvolve como um processo.

Suas reuniões ocorrem ao longo do tempo, porém tendo cada uma caráter próprio e sem ligação necessária com as demais. A própria coletividade, assim como os supervisores, podem ser diferentes em cada reunião, o que corrobora a idéia de não continuidade. Quando nos referimos ao "sentido" da supervisão coletiva acima, não estávamos nos referindo a um processo e sim à natureza dos temas abordados por ela. Ainda que os temas possam ter relação entre si, não existe um processo grupal subjacente que dê uma direção significativa, evolutiva, por exemplo, a esta relação.

A supervisão coletiva não trata seus temas em profundidade. Por sua natureza, ela pode levar a intenso questionamento os participantes, porém o nível de profundidade vai ser experimentado por cada um de acordo com sua própria disponibilidade. Poderíamos dizer que ela em si mesma não é superficial ou profunda; ela pode ser mais rica ou mais pobre, em todo caso mantém-se bidimensional. Ela pode dar, isto sim, rico material para reflexão e aprofundamento nas supervisões individuais ou grupais, funcionando como auxiliar destas.

Com relação às cautelas, devemos advertir que, quando a supervisão coletiva não segue seu "sentido", como definimos acima, alguma coisa não anda certa. Tanto supervisor quanto supervisandos podem usar seu espaço para fins outros que não a supervisão propriamente, desviando seus objetivos e distorcendo a imagem desta prática tão proveitosa e rica. Por sua natureza, a supervisão coletiva se presta como momento de controle, de pressão, de reivindicações, de queixas, de pavoneamento e de outras formas de relacionamento. A supervisão coletiva se propõe a *supervisionar*, ou seja, ao exame e discussão de situações psicoterapêuticas com a finalidade de enriquecimento experiencial dos que dela participam. Tudo que foge a este esquema deixa de ser supervisão coletiva. Quando há este tipo de distorção, além de se perder a supervisão propriamente e dar uma imagem negativa dela, mascaram-se tensões organizacionais, na medida em que não se fazem reuniões com o nome certo. Não se colocam as cartas na mesa.

Como conclusão podemos dizer que as vantagens da supervisão coletiva são sua riqueza, dado o caráter de diversificação dos temas tratados, e sua flexibilidade e aplicabilidade. Ela pode ser usada de forma irregular; não é necessário observar sistematicidade nas reuniões; estas podem acontecer com participantes e supervisores diversos. Nada disto altera sua eficácia; mesmo uma única reunião poderá ser proveitosa.

Por outro lado, suas vantagens são também seus limites; ela não pode nunca substituir a supervisão individual ou grupal e trata seus temas sem a profundidade e continuidade que qualquer das duas últimas formas de trabalho atingem.

CAPÍTULO VIII

SUPERVISÃO E PSICOTERAPIA: ESTILOS E CONFLITO DE ESTILOS

Já foi sublinhada aqui, inúmeras vezes, a importância do desenvolvimento do estilo pessoal do supervisando no processo de supervisão. Não voltaremos a esse ponto. Neste capítulo será discutido um aspecto particular do estilo do supervisor e do psicoterapeuta, considerado de modo geral, que pode tornar-se um fator de dificuldades e desentendimentos na supervisão e por isso merece discussão mais profunda.

É difícil caracterizar-se de modo abrangente o estilo pessoal de um psicoterapeuta ou de um supervisor, a menos que seja algo muito estereotipado. Na maioria das vezes é mais fácil senti-lo do que enquadrá-lo em um molde definido e isto porque, entre outras coisas, o psicoterapeuta ou supervisor exerce sua função com outra ou outras pessoas que contribuem decisivamente com suas características pessoais nas relações que vivem. Porém, isto não significa que o estilo de um bom supervisor ou psicoterapeuta seja fluido e sem forma; significa que ele deve adaptar-se às diferentes circunstâncias sem se alterar em sua essência e sem alterar ou violentar a maneira de ser do outro. O estilo pessoal do psicoterapeuta ou supervisor deve ser de maneira a facilitar a expressão do cliente ou supervisando, compondo uma relação que se renova e se recria a cada momento; capaz de buscar sua realização dentro de sua própria originalidade e tendo esta como razão de ser. O que se ressalta aqui é a sutileza e a leveza do estilo pessoal, marcado pelas nuances inconfundíveis da pessoa e de seu posicionamento no mundo.

Entretanto, existe um aspecto do estilo de cada um que pode ser objetivado de forma bastante clara, sendo imperioso nos conscientizarmos dele para que melhor o aproveitemos na supervisão. Kant, na *Crítica da Razão Pura*, o havia apontado e mostrado sua importância. Em linhas gerais trata-se do seguinte: As pessoas têm duas formas diferentes e opostas de lidar com a realidade no sentido de a conhecer. Umas buscam as igualdades, num determinado setor da realidade, no intuito de formar um todo homogêneo; outras buscam as diferenças, formando um quadro heterogêneo. Estes dois grupos terão visões opostas, segundo este critério, de uma mesma realidade, na medida em que as relações que estabelecem entre as partes componentes desta realidade se orientam em sentidos inversos; pode-se dizer que umas têm visão conotativa enquanto outras têm visão denotativa da realidade. Seria mais exato, talvez, dizer-se que em umas predomina uma forma e em outras, outra.

Examinaremos agora em que medida estas duas formas podem interferir no processo da supervisão.

Consonância e conflito de estilos na supervisão

Na supervisão, o psicoterapeuta e o supervisor, juntos, procuram entender a sessão ou sessões que o primeiro teve com seu cliente ou clientes e, mais do que isso, procuram juntos desenvolver a capacidade de compreensão do psicoterapeuta (capítulo 1). Naturalmente o psicoterapeuta se esforça em compreender seu cliente à sua maneira, ou seja, focalizando na sua comunicação igualdades ou desigualdades nela contidos, para formar um quadro, como vimos no primeiro parágrafo. Se ambos, psicoterapeuta e supervisor, têm a mesma forma de compreensão em se tratando de supervisão individual, então vão estar muito afinados e sem maiores problemas além de um empobrecimento da supervisão. No caso da supervisão em grupo, é provável que haja sempre pessoas com diferentes formas de organizar o material psicoterápico, evitando o aspecto negativo acima apontado.

Quando, entretanto, supervisor e psicoterapeuta se opõem quanto ao aspecto em discussão e esta oposição se mostra em extremos, (acredito mais em um contínuo entre as duas formas), ela pode tornar-se uma fonte contínua de dificuldades entre os dois. A incompreensão pode tornar-se crônica e levar à superficialização da relação, prejudicando, conseqüentemente, todo o processo.

Obviamente, tanto a compreensão resultante da busca de igualdades quanto de desigualdades podem ser adequadas e pertinentes. O material sobre o qual as visões diferentes constroem quadros diferentes, é o mesmo — a maneira de ordená-lo é que muda. O problema então é: qual a forma mais rica de se ordenar a comunicação do cliente, se de uma forma, de outra ou de ambas?

Na psicoterapia, o que deve orientar a organização da comunicação do cliente é a empatia do psicoterapeuta e não outro critério qualquer, ou seja, o princípio orientador deve ser a importância que o próprio cliente atribui à sua experiência. Na supervisão, porém, o supervisor deve considerar, além da experiência do cliente, relatada pelo psicoterapeuta, a experiência deste. Isto equivale dizer — o supervisor deve trabalhar com a organização que o psicoterapeuta realiza de sua própria experiência ao organizar a experiência do cliente. Este posicionamento é congruente com a tese levantada no capítulo 1 desta obra, vale dizer, a supervisão é uma atividade que ocorre no aqui e agora e não faz sentido estendê-la para o passado ou para o futuro.

Entendo que quando um relacionamento de supervisão se torna problemático por formas diferentes de organização da situação psicoterápica é porque ele é superficial. Numa supervisão em nível mais profundo trabalha-se inclusive a forma de organização do material psicoterápico que o supervisando traz à supervisão. Não se deve partir da organização feita pelo supervisando, como um dado. Deve-se trabalhar a maneira como é feita esta organização, no momento em que ela é feita, ou seja, na própria supervisão.*

A seguir vamos exemplificar para tornar mais clara nossa discussão.

T.1. — Bem, ele começou a sessão retomando o que falávamos na sessão passada. Falou sobre a raiva impotente que sente em relação à sogra, que interfere na educação que procura dar aos filhos. Falou de como tem sido mais difícil para ele, agora que se dá conta desta impotência, suportar esta situação. A omissão do sogro, que em outras ocasiões se mostra tão atuante, lhe parece pura conivência e esta constatação tem dificultado a relação entre eles. Então a convivência com a família da esposa está se tornando muito difícil.

Eu acho que esta situação o está deprimindo muito, ainda mais pela importância que ele dava ao bom relacionamento com a família da esposa. Eu acho que ele continua na mesma — a mesma dependência da sogra e do sogro e a mesma forma de relacionamento com a esposa, ou seja, a relação dele com a mulher continua a "passar" pela relação com os pais dela. Além disso, a mesma atitude queixosa.

S.1. — Olha, eu não concordo muito com você. Ele está se dando conta da impotência em relação à sogra; está sentindo também dificuldade em se relacionar com o sogro; está difícil para ele estar em companhia deles. Como você percebeu, ele está deprimido. Eu acho que ele está reagindo muito bem;

---

* Então, respondendo à pergunta acima, a forma mais rica é a mais profunda; é aquela na qual é trabalhada a própria forma de organização.

me parece que ele está começando a quebrar sua dependência.

T.2. — Na verdade, eu não vejo diferenças — a relação de dependência dele com a sogra e o sogro continua exatamente igual: a raiva que sente da sogra é absolutamente impotente. Ele continua todo sorrisos com ela, como sempre foi. Com o sogro, ele continua com o mesmo temor reverente que sempre teve; ele nunca teve um relacionamento aberto com ele. E a atitude cerimoniosa com a família dela também; assim como a mesma forma de se queixar da vida.

Realmente, não consigo ver as diferenças que você aponta.

S.2. — As diferenças que lhe apontei me parecem claras, não sei como não as vê.

T.3. — Realmente, se diferenças existem, me parecem irrelevantes.

Neste trecho supervisor e supervisando se agarram às suas respectivas visões, o que dificulta o entendimento mútuo. O supervisando parte das igualdades: o quadro de dependência do cliente com relação aos pais de sua esposa continua igual e a maneira de falar dele também — queixando-se. Esta igualdade assinalada pelo psicoterapeuta é real, ela está presente na comunicação do cliente relatada por ele. Entretanto, as diferenças para as quais o supervisor chama a atenção — o fato de o cliente estar percebendo a sua impotência diante da sogra; a dificuldade de se relacionar com o sogro e o mal-estar que sente junto à família — também são reais, também estão presentes na comunicação do supervisando. Está havendo uma diferenciação na situação do cliente face à maneira como ela estava anteriormente.

Ambos estão argumentando com base em dados objetivos, reais.

Mas, como foi visto antes, o supervisor está partindo do quadro apresentado pelo supervisando como dado, não como um quadro *construído* por ele e que esta *forma de construção* também pode, e deve, ser trabalhada na supervisão.

Numa supervisão que se desse em um nível mais profundo, a intervenção do supervisor poderia ser assim:

S.1.A — Você parece um pouco desanimado. As coisas continuam iguais.

T.2.A. — É... realmente estou sim.

S.2.A — Seu desânimo talvez seja decorrente do fato de você estar focalizando justamente o que não mudou no seu cliente.

T.3.A — Como assim?

102

S.3.A — Acho que você percebeu bem que a atitude de seu cliente com relação aos pais da esposa dele não mudou, isto é uma realidade. Mas, e o que mudou?

T.4.A — Não faço bem idéia...

S.4.A — Você disse que seu cliente está se dando conta agora de sua impotência em relação à sogra; de sua dificuldade com o sogro... essas coisas são novas, como é que você vê isso?

T.5.A. — É... parece que sim...

S.5.A — Talvez você esteja buscando uma visão coerente de seu cliente... ou melhor, talvez você o esteja vendo em suas características mais básicas, mais permanentes, e deixando de ver as que são mais recentes, mais em nascimento...?

Neste segundo trecho o supervisor partiu da visão do supervisando, inclusive do aspecto experiencial (seu desânimo) da relação entre eles; confirmou a visão do supervisando — ela é correta, mas não é ampla — e chamou a atenção dele para a maneira como estava percebendo o quadro de seu cliente. Aqui o supervisor não mostrou, pura e simplesmente, outra visão do cliente contrapondo-a à do terapeuta. Trabalhou também a forma como este entendia o cliente.

Um outro exemplo:

T.1. — Hoje a sessão foi muito dispersa. Ele falou muito da família, de como é difícil lidar com ela, principalmente com o pai. Procura sempre ignorá-lo mas o pai tenta se aproximar, o que o constrange muito. Com relação às irmãs, convive com elas enquanto não o aborrecem. Se elas o aborrecem, fecha-se em copas e não dá mais uma palavra. Falou também da faculdade; está muito afastado de seu grupo de trabalho, o que faz com que tenha muito mais trabalho, pois tem de fazer tudo sozinho. A sua mãe perguntou pelos colegas que iam à sua casa fazer trabalhos, mas ele deu um chega-prá-lá na mãe. Falou ainda de seu projeto profissional que é o de montar um escritório onde pretende trabalhar só — não vai chamar nenhum colega. Foi realmente uma sessão muito dispersa na qual nada foi tratado mais profundamente.

S.1. — O que percebi no seu relato foi que seu cliente está se fechando muito, evitando as pessoas, se isolando do mundo.

T.2. — Bem... eu acho que ele falou muito de muitas coisas, coisas até que ele nunca havia falado, como na sua mãe, porém falou de forma dispersa... não se aprofundou.

Aqui, como no primeiro exemplo, o supervisor buscou o que era igual na comunicação do terapeuta, a saber, o fechamento do cliente, o que é correto. Entretanto, ignorou a visão do terapeuta, que também é correta, e contrapôs a sua visão à do psicoterapeuta, confundindo-o.

Vejamos como poderia ser, em nível mais profundo, a intervenção do supervisor.

S.1.A — Parece que foi uma sessão movimentada mas superficial. Seu cliente "passou" por vários assuntos sem se deter em nenhum. Parece, entretanto, que havia algo em comum em sua comunicação e que você não assinalou. Por exemplo, o fechamento com relação ao pai, às irmãs; o chega-pra-lá na mãe; o afastamento dos colegas e o plano de montar só seu escritório — isto não lhe parece significativo?

Acho que você ficou muito ligado na dispersão e na superficialidade com que tratou dos assuntos que trouxe, não?

Como no segundo exemplo, o supervisor tratou da maneira como o terapeuta estava organizando o material da supervisão, não sem antes a confirmar, já que estava correta. O supervisor busca ampliar a visão do psicoterapeuta e não substituí-la pela sua própria.

Se a visão de supervisor e psicoterapeuta coincidissem, em qualquer dos dois exemplos iniciais, a supervisão se empobreceria porque não seria assinalado o que tem de diferente no primeiro exemplo e o que tem de igual no segundo. Só o tratamento da *maneira de organizar* o material na supervisão pode dar maior riqueza de detalhes.

Conclusão

Para que a supervisão tenha maior profundidade e seja mais rica é necessário que o supervisor esteja atento à sua própria maneira de organizar o material da supervisão. É importante que o supervisor tenha flexibilidade suficiente para não se agarrar a uma forma de proceder desconsiderando a outra. É importante também que o supervisor trabalhe a maneira de organizar o material e que em suas intervenções estejam presentes ambas as formas de organização e assim o supervisando possa ter contato com ambas.

CONCLUSÃO

Gostaria de finalizar reafirmando pontos que me parecem essenciais. A supervisão não é, *pode não ser*, uma atividade intuitiva e assistemática. Ela pode ser dotada de uma técnica consistente e clara, baseada nos pressupostos teóricos e filosóficos que orientam o trabalho do supervisor. Ela tem um processo peculiar, diferente do processo da psicoterapia, que é coerente com aquelas pressuposições. Isto a caracteriza como atividade específica e independente da psicoterapia, ainda que muito ligada a esta. Por estes motivos — este é outro ponto importante que está implícito no que foi dito mas é necessário frisar — a supervisão é fundamental para um terapeuta iniciante e, às vezes, para o psicoterapeuta experimentado. A psicoterapia do psicoterapeuta não substitui a supervisão em nenhum caso.

Este é um livro técnico, como já foi assinalado. O seu núcleo é a técnica e o processo de supervisão. Os demais capítulos versam sobre as técnicas particulares daquele ponto central.

Dizer que é um livro técnico significa dizer que é indispensável para o seu aproveitamento maior o estudo teórico não só da abordagem centrada na pessoa, como também o pensamento humanista que a fundamenta.

Acredito que este livro possa ajudar o supervisor que se inicia como orientação geral para o seu trabalho, como também pode ensejar reflexões dos supervisores mais experimentados. Sempre que isto ocorrer, julgarei justificado meu trabalho.

R. C. B.

BIBLIOGRAFIA

Bunge, M. *La Investigación Científica,* Editorial Ariel — Barcelona, 1976.

Bunge, M. *Teoria e Realidade,* Ed. Perspectiva — São Paulo, 1974.

Gendlin, E. "A Theory of Personality Change", in *New Directions in Client-Centered Therapy* — J. T. Hart/T. M. Tomlinson — H. Mifflin Company — Boston, 1970.

Hart, J. "The Development of Client-Centered Therapy", in *New Directions in Client-Centered Therapy* — J. Hart/T. M. Tomlinson — H. Mifflin — Boston, 1970.

Kant, Immanueli. *Crítica da Razão Pura* — Edição da Fundação Caluste Gulbenkian — Lisboa, 1985.

Pagès, M. *La Vie Affective des Groupes* — Dunod — Paris, 1968.

Rogers, C. *Grupos de Encontro* — Moraes Editores — Lisboa, 1972.

Rogers, C. "The Necessary and Sufficient Conditions of Therapeutic Personality Change" — *Journal of Consulting Psychology,* 1957.

Rogers, C./Kinget, M. *Psicoterapia e Relações Humanas* — Interlivros de Minas Gerais — Belo Horizonte, 1975.

Wexler, A. David. "A Cognitive Theory of Experiencing, Self-Actualization, and Therapeutic Process", in *Innovations in Client-Centered Therapy* — David A. Wexler/Laura North Rice — John Wiley and Sons — Nova York, 1974.

Zimring, M. Fred. "Theory and Pratice of Client-Centered Therapy: A Cognitive View", in *Innovations in Client-Centered Therapy* — David Wexler/Laura N. Rice — John Wiley and Sons — Nova York, 1974.

Sobre o Autor

Nascido no Rio de Janeiro, em 1936, Rogério Christiano Buys formou-se em Psicologia em 1968, na primeira turma do Instituto de Psicologia da UFRJ.

Fez pós-graduação em Ciência Política no Instituto Universitário de Pesquisas do Rio de Janeiro e Mestrado em Psicologia no Instituto de Psicologia da UFRJ.

Fundou, em 1975, junto com Magale Dorfman, Márcia Tassinari, Maria Alice L. de Abreu e Teresa Cristina Carreteiro, o Centro de Psicologia da Pessoa, da qual é diretor técnico desde então.

Este Centro tem por objetivo a divulgação da Psicologia Humanista e da Abordagem Centrada na Pessoa.

Com Max Pagès e Carl Rogers, fez seminários, tendo integrado a equipe que realizou os trabalhos do *workshop* de Arcozelo, em 1977.

É professor do Instituto de Psicologia da UFRJ e, durante vários anos, foi professor do Departamento de Psicologia da PUC/RJ.

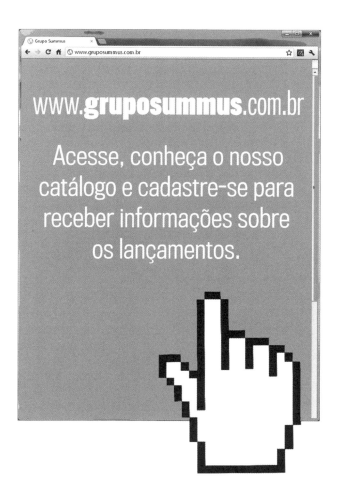

www.gruposummus.com.br